看護過程を使った ヘンダーソン看護論の実践

〔第5版〕

元鹿児島純心女子大学看護栄養学部看護学科教授	秋 葉 公 子	
四 国 大 学 名 誉 教 授	江 﨑 フサ子	共 著
埼玉医科大学短期大学名誉教授	玉 木 ミヨ子	
別府大学看護学部設置準備室室長	村 中 陽 子	

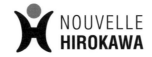

NOUVELLE
HIROKAWA

第5版発行に際して

　本書は，1995年初版の発行と同時に，多くの看護基礎教育機関や看護実践の場で教科書や参考書として活用されてきました．また，読者からのコメントやアドバイスを頂き編集の参考にさせて頂くなど，読者と共に進歩・発展を遂げてきました．

　改めて，著者らの本書執筆の意図は，本書の活用により，ヘンダーソン看護論の理解を助け，科学的看護実践への理論適用の仕方が分かること，さらに，学生が主体的に事例学習を行う際の一助となることです．

　これまでの改訂においては，大幅な変更はせず，読者からの意見を検討し，必要な加筆を行い，より分かりやすく使いやすい記述へと発展させてきました．今回の改訂においても大きな変更はせず，最近の医療環境の進歩発展や学習者の興味関心の変化に即して以下のことを考慮して第5版として編集しました．

1．医療環境の最新動向を捉え，治療方針や内容，看護情報の加筆修正を行った．
2．本書の全体構成を，活用のしやすさを考えて，パート1，パート2，参考資料とした．
3．大見出し，中見出し，小見出しなど，見出しの階層関係を分かりやすいデザインに変更した．
4．学生が，本書の内容をより正しく，楽しく学べるようにイラストを修正した．
5．引用文の記述は，引用文献の最新版に合わせて，必要な修正を行った．

　本書をご活用・ご支援下さる読者の皆さまへの感謝とともに，本書が，これまで同様に皆さまの「看護とは」ならびに「看護論の実践」の学習の助けとなることを願っています．

2023年11月

著者一同

は じ め に

　看護過程は，看護の目的を達成するための手段（方法）であり，**こんな看護をしたい**という看護者一人ひとりがもつ思いを，具体的に表現するための道具です．したがって，自分の思いをどのように表現していけばよいのかということが，中心の学習内容になります．しかしその学習のプロセスでは表現方法のみにこだわってしまい，何故そのように表現するのかという考え方の部分が，おろそかになってしまうことがあります．どう表現するかという方法にのみこだわってしまうと，"看護過程"を使う本来の目的を忘れ，"看護過程を使うこと"そのものが目的になりかねません．

　このような現状をふまえて私達は，どのようにしたら"看護過程"の正しい使い方が学べるかを検討してきました．その結果"看護過程"を使うためには，「どのような看護をしたいか」という看護の目的と，対象となる人をみる看護の視点や看護の役割が，明確になっていること，そしてそのことを学習者自身が認識していることが大切だと考えました．さらにこれらの内容の一つひとつが，看護過程のプロセスの中に関連づけられて表現されることが重要であると考えました．

　このような考えから本書は，V. ヘンダーソンの理論に基づく看護の目的や役割が，明確に表現できる看護過程の使い方を示しました．ヘンダーソンを用いたのは以下の理由です．

① 基礎看護学の基本技術として教授する"看護過程"の学習者は，看護をはじめて学ぶ者であるため，用語の概念が理解しやすい方がよい．

② 多くの学校において「看護の概念」を学習する時，ヘンダーソンの理論をとりあげており，基礎看護技術では，基本的ニードにそって援助技術が展開されていることが多い．

③ 専門職ナースが目指す看護の独自性や専門性を考える時，対象の生活行動を援助するということに焦点をあてなければなりません．それを学ぶためには，生活行動への援助を行うことを中心に，看護を展開する方法を強調する必要性がある．

　ヘンダーソンの理論では，まさしく"看護師の独自の機能は，病人であれ健康人であれ各人が，健康あるいは健康の回復（あるいは平和な死）の一助となるような生活行動を行うのを援助することである"と述べています．

　本書を看護学生だけでなく，看護過程の指導方法で悩んでおられる看護教員や，現場で働いているナースの方々にも活用していただければこの上ない幸せに思います．

　本書の出版に際し，引用を快くご了解いただきました，日本赤十字看護大学小玉香津子先生，日本看護協会，日本看護協会出版会，National League for Nursing, International Council of Nurses に厚くお礼申し上げます．

　1995 年 2 月

著 者 一 同

謝　辞

　本書第5版を編著するにあたり下記の本からの引用を快く認めて頂きました，訳者ならびに出版社に対し，厚くお礼申し上げます．

ヴァージニア・ヘンダーソン著，湯槇ます，小玉香津子訳：看護の基本となるもの　再新装版，日本看護協会出版会，2016（2019，第3刷）．

ヴァージニア・ヘンダーソン著，湯槇ます，小玉香津子訳：看護論―定義およびその実践，研究，教育との関連：25年後の追記を添えて，日本看護協会出版会，1994（2017，追記版新装第1刷）．

小玉香津子編，ヴァージニア・ヘンダーソンほか著：ヴァージニア・ヘンダーソン語る，語る．―論考集・来日の記録，日本看護協会出版会，2017．

目　次

参考資料

Part 1

ヘンダーソン看護論と看護過程

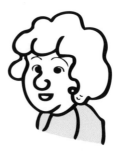

1 看護過程ってなに？

第 1 章では，ヘンダーソンの看護観に裏づけられた科学的な看護実践をめざして，その科学性の基盤となる「看護過程」についての概要を学びます．

第 1 章の内容

I　看護過程とは

II　看護過程の構成要素

III　看護論—看護過程—看護記録の関連性

Ⅰ　看護過程とは

　看護は，人が家族やほかの集団を形成する中では，どの時代にも，どんな社会にも存在してきましたが，それが学問として探究されるようになってからは，それほど年月がたっていません．今日のように，「看護学」として看護を教育することを考えれば，単に経験的に看護について語り継いだり，徒弟制度的に看護の技術を伝授していくという方法ではなかなか成り立ちません．明らかに意図的な行為である看護の方法を科学的・論理的に説明する必要があります．それが「看護過程」なのです．

　看護過程は，看護師が患者あるいはクライエント（以下患者と表現）に出会ってから，彼らに看護ケアを提供するまでの道筋を，科学的思考と問題解決思考に基づいて説明しています．看護過程の定義はこれまでいくつか発表されています．どの定義にも共通しているのは，看護実践の目標は患者のもつ健康上の問題（課題）を看護の視点で解決することにあります．相違点といえば，それを活用する側の『看護の視点』にあります．それは，人間の欲求（ニード）に焦点をあてたもの，人間の適応に焦点をあてたもの，あるいは人間関係的プロセスに焦点をあてたものなどさまざまです．

　ここでは，以上をふまえて作成した筆者らの操作的定義を使って説明していきます．

> 看護過程とは，健康上援助を必要とする対象との相互作用に基づいて行う看護上の問題解決過程である．

　この定義にある「看護上の問題解決過程」とはどのようなものなのでしょうか．それを理解するために，看護師が臨床で行っている問題解決のための思考過程と行動（解決方法）を関連づけた表1.1 をみてみましょう．なお"過程"には，図1.1 に示したように目標達成を導く段階がいくつか存在しますので，表1.1 では，それぞれの段階を要約して"過程"を説明しています（看護過程には3段階や4段階の時期があり，現在の5段階に至っているように，段階数は不変ではありません．したがって図1.1 ではその概念を ━ ━ ━ で囲んで示しています）．

表 1.1　問題解決過程および看護過程と看護場面における問題解決方法との関連

問題解決過程	5 段階の看護過程	看護場面における問題解決方法
①問題に直面 ②情報収集 　問題を解決するために，適切なデータを意図的に収集する．	①アセスメント	①患者の健康問題を認識し問題に関するデータを収集 ＊何がいつから生じているか ＊正常から逸脱しているか ＊問題になっている期間は ＊問題の原因は ＊問題の経過は
③情報分析 　データを解釈し，問題が生じた原因や誘因，問題の性質を確認する．	②看護診断	②問題の本質の確認 　収集した事実間の関連性を理解し，問題とそれを引き起こしている原因や誘因を特定する．
④行動計画の立案 　問題解決（問題の予防，緩和，解決）を導く方法を決定する．	③計画立案	③看護計画の立案 　問題の原因・誘因・緊急性，活用できる資源などに応じて，問題解決の目標および看護の介入方法を具体的に決定し，成文化する．
⑤計画の実行 　行動計画にそって実行し，決定したことが正しいか，計画が有効であるかを確かめる．	④実　施	④計画の実行 　患者の変化がなければ計画通り実行し，変化があれば適宜計画を修正して患者のニードに見合う行為を行う．
⑥計画と結果の評価 ⑦計画の修正あるいは完結 　目標が達成されたかどうかを見極め，その理由も見いだす．必要に応じて計画を修正する．	⑤評　価	⑤計画と結果の評価 　計画の成功，失敗を判断し，その要因を確認する．期待する結果が得られなかった場合には計画を修正する．

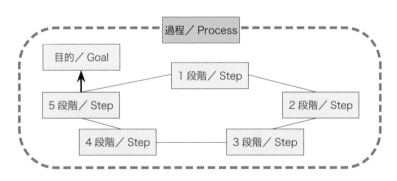

図 1.1　"過程"の概念図
（目標達成を導く段階の存在を示す）

　看護過程の構成要素

　看護が行われる道筋は前述した定義にある問題解決過程に共通しており，いくつかの段階に分けることができます．その一つひとつの段階を構成要素といいます．看護理論家によって示された構成要素にもいくつかのバリエーションがありますが，本章では図1.2に示すように，看護診断を含む5段階の構成要素について説明していきます．

　図1.2のように構成要素はそれぞれ相互に関連しながら連続し，アセスメント → 看護診断 → 計画立案 → 実施 → 評価と循環していきます．それでは，その一つひとつについて説明していきましょう．

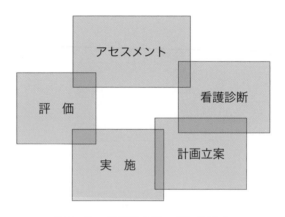

図 1.2　看護過程の構成要素

1 アセスメント

アセスメントの段階は，患者が必要とする看護活動（直接的あるいは間接的，全面的あるいは部分的）は何かを判断するために，患者の健康に関する情報を系統的に集める段階であり，それは患者と出会ったそのときから始まります．

アセスメントの定義

アセスメントは患者の健康問題を明らかにするために，患者やほかの情報源から健康状態に関する主観的・客観的データを収集し，看護の視点からその情報を分析・解釈することである．

アセスメントの目的

アセスメントの目的は，患者の看護診断・看護計画・看護ケアの実施に活用できるデータを集めることです．さらに，以下の4つのアセスメントの類型別に目的を示します．

初期アセスメント：患者の身体機能的な状態を確認し，全人的な観点で顕在的・潜在的機能不全に関するデータを収集する．

焦点（重点）アセスメント：初期アセスメントで確認された特定の問題状況を確認する．

経時的アセスメント：患者の“いま”の状態をそれ以前に得た基準と比較する．

救命，救急アセスメント：生命の危機状態を確認する．

アセスメントに必要な技術

観察技術：主に看護師の視覚，嗅覚，聴覚，触覚を使っての観察があります．

患者の顔つきは？　患者の姿勢は？　体格や栄養状態は？
患者の身なりは？　気候に適している？　清潔は？

患者の体臭は？　患者の呼吸臭は？

患者の応答は正確？　応答のタイミングは？　語調は？
声の調子は？

患者の皮膚の発汗は？　温かさは？　冷たさは？　潤いは？
患者の握力は？

面接技術：面接の過程で患者とのコミュニケーションを促進するスキルや，その反対にコミュニケーションを妨げるスキルを理解し，患者との信頼関係を築く第一歩をスタートさせて，必要なデータを得るための技術です．

身体診査（フィジカル・アセスメント）技術：視診，触診，打診，聴診の技術を使って，看護面接で集められたデータが正確であるかどうかを確かめていきます．また，患者が自覚していない健康問題の発見にもつながる技術です．

　患者の身体部分の色，形，左右対称性，動きは？

　患者の身体組織のサイズ，形，輪郭は？　腫瘤の存在は？

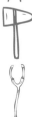　患者の臓器の位置や高さは？　身体組織の密度は？
　　　　感覚の鋭い部分や鈍い部分は？

　　　　心音，呼吸音，腸音，血管音の異常は？

（直感／直観）：患者の看護判断をするための洞察力や勘であり，看護師の過去の臨床経験から生まれる患者の状態についての強い感じ（"おや"，"変だな"）であり，看護問題を判断する"手がかり"となります．

アセスメントのプロセス

　アセスメントは以下のように行います．
1．患者と面接する前に可能な情報（カルテ，家族や親しい人，ほかの医療チームメンバーなどから）を集める．それにより，面接ができるだけ効果的に行われるようにする．
2．看護面接により必要なデータを収集する．
3．身体診査により必要なデータを収集する．同時に面接で得られたデータが正確かどうかを確認する．
4．得られた主観的データ（S データ）と客観的データ（O データ）を比較して，データの正確性を確認する．
5．一定の記録様式に従って，集めたデータを分類・整理する．

2　看護診断

　看護診断の段階は，意図的に十分にそろえられた情報を注意深く分析・解釈して，その患者の看護上の問題は何かを明らかにする段階です．国際的にも看護診断を開発・発達させている北米看護診断協会（NANDA-I：North American Nursing Diagnosis Association International）は，第 9 回大会（1990）で，「看護診断とは，実在または潜在する健康問題／生活過程に対する個人・家族・地域社会の反応についての臨床判断である．看護診断は看護師に責務のある目標を達成するための決定的な治療の根拠を提供する．」と定義しています．NANDA は，2002 年に名称を，NANDA インターナショナル（NANDA-I）と改め，看護診断の新規採択や改訂を積み重ねています．「NANDA-I 看護診断：定義と分類 2021-2023 原書第 12 版」では，267 の看護診断を採択しています．また，欧州では，欧州看護診断・介入・成果のための協会（ACENDIO：The Association for Common European Nursing Diagnoses, Interventions and Outcomes, 1995）が設立され，欧州全域をネットワークに，看護の専門用語および共通言語の開発を促進しています．さらに ACENDIO は，国際看護師協会が進めている看護実践国際分類（ICNP：International Classification for Nursing Practice）に賛同し，その促進への協力も行っています．

　このような背景をふまえ，筆者らは，看護職の専門性に注視し，看護診断を以下のように定義づけます．

看護診断の定義

　看護診断とは，アセスメントに基づいて行われ，看護師が独自に，合法的に，予防・緩和・解決できる患者（あるいは家族）の健康問題を判定し，成文化することである．

看護診断の目的

　看護診断を行うことは，看護上の問題の所在や本質との要因を看護学的専門用語を使って簡潔に表現できるばかりでなく，その診断により行われるべき看護サービスの内容が内包されているわけですから，患者が受ける看護の質の保証につながります．つまり，看護診断は短文でありながら，実にたくさんの情報（患者の現在の状態，患者に予測される問題，患者の健康問題を引き起こしている要因，看護師がなすべき看護行為などに関する）を蓄えた表現であるといえます．また，患者の健康問題の改善に向けて，看護師が独自に介入できることは何かをほかの医療チームメンバーに明確に伝えることができるという利点もあります．

看護診断に必要な技術

　例えば，ゴードンによる"人間の機能面からみた健康パターン"に基づく看護診断リストのように，看護診断を行うためにはパターン認識が必要です．パターンごとに，看護診断をラベリングできるようになるためにはトレーニングも必要です．それぞれの看護診断の要件となる"問題の所在を示す情報"および"問題の原因や誘因を示す情報"にはどのようなものが構成されているかについて精通することが求められます．それにより，看護診断の表現方法である PES 方式（Problem／問題，Etiology／原因あるいは要因，Signs あるいは Symptoms／診断上の特徴である他覚症状や自覚症状の部分からなる表現，[E] に関連する [P] … [S] と記述）が意味をもってくるのです．

　このように，看護師は自分が判断した患者の看護問題を看護診断の基本的構造に置き換えて，より個別的に表現する記録上の技術が必要になります．

　また，看護師が主体的に解決できる看護診断とともに，臨床では医師と共同して，解決にあたらなければならない患者の健康問題を『共同問題』として明確に表現する技術も必要になります．

看護診断のプロセス

看護診断は人間の反応に焦点をあてることに留意し，以下のように行います（図 1.3）.

1．一つひとつのデータの意味を解釈し，それらが基準あるいは正常から逸脱しているかどうかを判断する．
2．逸脱するデータを確認したら，整理された情報をもとに看護上の問題（現在ある問題，起こる可能性のある問題）を推論する．
3．問題とその原因や誘因だと考えられる事実とを関連づける．
4．収集したデータに不足がないことを確認して診断仮説をたてる．
5．看護診断基準などを活用して診断のための特定所見（特徴），要因（問題の原因または関連因子）が存在することを確認し，看護診断を記述する．

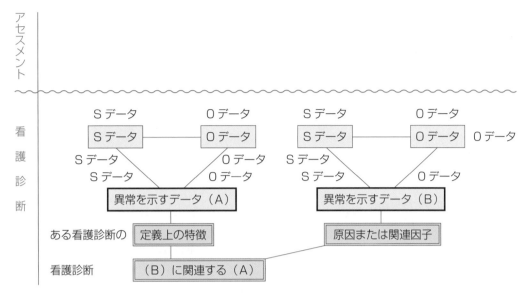

図1.3　看護診断のプロセス

3 計画立案

　計画立案の段階は，看護診断として明確になった看護問題をどのような方法で解決していくのか具体的に成文化する段階です．言い換えれば，看護計画をたてる段階です．

計画立案の定義

　計画立案とは，看護を個別的，計画的に実施するために，看護診断に基づいて問題の優先順位を決定し，患者に期待される結果（目標），そして看護介入の具体的な方法を成文化することである．

計画立案の目的

　看護計画では，おそらくいくつかある看護問題の中で解決を急ぐものとそうでないものを判別して，優先順位をつけることが必要です．また，看護計画は患者一人ひとりのためにたてるものであり，看護行為は患者のニードや好みをできるだけ（患者の安全性と安楽の保持が守られる範囲で）取り入れて個別性のあるものに計画されなければ本来の意味をもちません．

計画立案に必要な技術

　看護計画は患者各自のために存在しますが，それを活用するのは複数の看護師たちです．したがって，看護スタッフ全員が共通認識できる言語表現をしなければなりません．人によって理解が異なる相対的な表現（大きい，小さい，普通など）は避けることです．可能な限り客観的に正確な判断ができる表現を心がけることです．

　以下に計画立案時のポイントを記します．

1．目標の記述は，目標領域（認知領域，情意領域，精神運動領域）に適し，達成度が測定できる動詞を使う．
　　・認知領域の目標表現の例：述べる，リストをあげる，論じる，見分ける，調べる，記述する，など．
　　・情意領域の目標表現の例：表現する，伝達する，聴こうとする，かかわる，価値づける，分かち合う，参加する，など．
　　・精神運動領域の目標表現の例：実施する，実演する，練習する，参加する，など．

2．目標の設定に当たっては RUMBA の法則を活用して，患者にとって無理のない目標をたてる．
　　R（Real）：現実的な目標であること．
　　U（Understandable）：理解できる目標であること．
　　M（Measurable）：測定できる目標であること．
　　B（Behavioral）：行動できる目標であること．
　　A（Achievable）：達成できる目標であること．

3．目標達成のための看護行為は，看護援助の方法別に，だれがその看護計画を読んでも同じ行動がとれるように表現する．
　　1）OP，TP，EP の表現を活用して，援助方法を明らかにする．
　　　　観察する…OP（Observation Plan）
　　　　看護処置をする…TP（Treatment Plan）
　　　　患者に教育・指導を行う…EP（Education Plan）
　　2）5W1H を活用して援助内容を具体化する．
　　　　だれが（患者自身，看護師，両者が一緒になど）／Who
　　　　何を（行う看護援助について観察，看護処置，指導の区別もする）／What
　　　　なぜ（その看護援助を必要とする理由）／Why
　　　　いつ（その看護援助を実施する時機や頻度）／When
　　　　どこで（病室内，ベッド上，検査室，廊下など）／Where
　　　　どのように（特筆すべき手順，注意点など）／How

4．問題の優先順位の決定に際してマズローのニードの階層を活用する．なお，患者一人ひとり価値観の多様性があり，①から⑤のニードの優先度は異なることがある（図 1.4）．

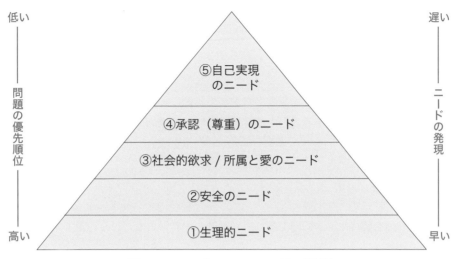

図1.4　マズローのニードの階層

計画立案のプロセス

　計画立案は以下のように行います．
1．どの問題から解決していくべきかについての優先度を決定する．
2．患者に期待される結果としての長期目標（通常数週間以降）と短期目標（数時間あるいは数日以内で，長期目標に到達するための身近な目標）を設定する．
　　目標の記述は，表現に留意する．
3．目標達成のための看護行為を決定し，その方法を具体化する．
　　OP，TP，EP および 5W1H で示す．
4．患者に期待される結果をもとに，看護行為の評価基準を示す．
5．以上を看護計画表に記述する．

4　実　　施

　実施の段階は，看護計画に基づく看護ケアを患者に実際に提供して，それが患者のもつ看護問題を予防，緩和，解決する行為であることを確認できる唯一の場面です．

実施の定義

　実施とは看護計画を実行に移す段階であり，看護師と患者がともに行う行為である．

実施の目的

　実施の段階は，看護過程のどの段階よりも患者が直接的に看護の質の影響を受けることになります．看護師は患者と向き合い，その援助が一層効果的になるように，患者とのコミュニケーションを成立させながら看護援助を行います．

　このように，実施の段階は患者の人格を尊重した個別性のある看護ケアを行うことにより，患者との治療的関係と信頼関係を確実に築ける最善の場面なのです．よりよい関係をつくり，患者の不快や苦痛となっている問題を実際に解決することができれば，看護の評価は当然高まっていくでしょう．

　看護師は，基本的な看護技術をさらに患者個人に適した形に変容させて実施しなければなりません．患者は変化する存在であることをつねに念頭において，計画している看護ケアの内容をそのまま適用できる状態であるかを即座に判断するのです．このとき，看護過程の第一段階であるアセスメントにつながる情報収集を継続的に行っていくわけです．

　実施においては，患者がたとえ複数の看護師から援助されるとしても，つねに一定した質の看護が受けられるためには看護計画の具体性が重要な鍵となります．

実施に必要な技術

1．臨床看護（日常生活行動の援助・診療の補助）技術
2．コミュニケーション技術
3．指導技術
4．観察技術

実施のプロセス

実施は以下のように行います.
1．経時的アセスメントを行い，看護計画をたてた時点と患者の状態に変化がないことを確かめる.
2．患者に変化がなければ看護計画に基づく看護ケアを実施する.
3．変化がある場合は患者の状態をアセスメントし計画を修正して実施する.
4．実施した看護ケアの記録を行う.
5．実施した看護ケアについて必要な報告（申し送りなど）を行う.

5 評　　価

評価の定義

　評価とは看護計画に基づく援助結果から，目標がどの程度達成されたかを患者の反応をとおして判定することである. 目標が達成されていなければ看護過程の各段階を見直し，結果に影響を与えた要因を確定し，計画の修正を行うことである.

評価の目的

　評価の段階は，患者の看護問題に対する解決策を完結していいのか，あるいはそのまま続けていくのか，修正する必要があるのかを判断し決定します. また，新たな発見をした情報に関しては，再びアセスメントからの段階をふんで，問題の所在を明らかにするプロセスに導いていかなければなりません. ここに看護過程の連続性と循環性の源があります.

評価に必要な技術

　正しい評価ができるか否かについては，その基準となる結果を正しく受けとめたかどうかにかかっています. したがって，評価に関しては，患者が示す反応を敏感にとらえることのできる観察力と直感の鋭さが大いに役立ちます.

評価のプロセス

1．看護計画上の目標の到達レベルを判断する．
2．目標達成した場合は計画が成功した要因を明らかにして成文化する．
3．目標の一部しか達成されなかった場合はその要因を明らかにして成文化する．
4．まったく目標に到達しなかった場合には不成功に終わった要因を判断し，成文化する．
5．結果から，設定された目標の妥当性を判断し計画を修正する．
6．新たに発見した問題があればそれも含めて，目標達成の結果に即してアセスメントから看護診断へと再び看護過程の各段階をふんでいく．そして，援助計画を継続するのか，終結して良いのか，修正をして援助を続けるのかを判断する（図1.5）．

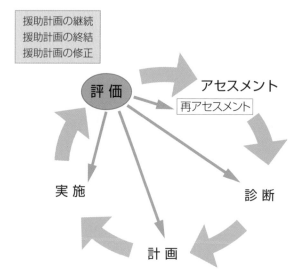

図1.5　看護過程の循環性

評価の結論

1．問題は解決・緩和・予防できた．
2．問題の一部は解決・緩和・予防できた．
3．問題はまったく解決・緩和・予防されていない．
4．新たな問題が発生した．

Ⅲ　看護論―看護過程―看護記録の関連性

　ここで，自分のめざす看護（看護観の実現）が，看護過程を使ってどのように実践されるかについて，その実践の証拠となる看護記録*との関連性を図示します.

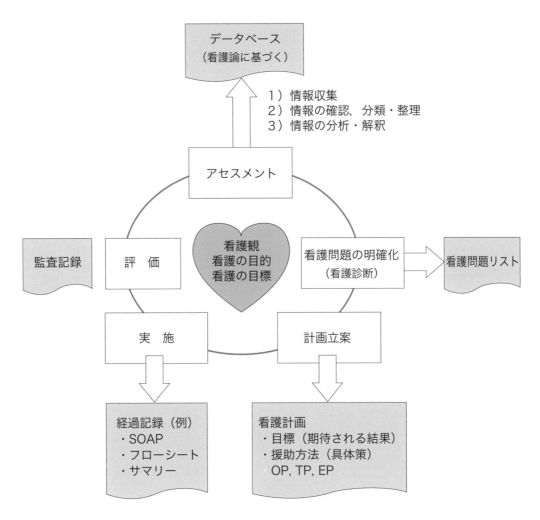

＊注）ここではPOS（Problem Oriented System 問題志向システム）に基づいた記録を例示しています.

　　　　の部分が看護記録となります.

図 1.6　看護論，看護過程，看護記録の関連性

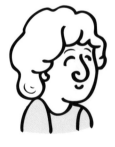

2 ヘンダーソンが考える看護

第2章では，看護過程を使って看護を実践するとき，"看護の道しるべ"となるヘンダーソンが考える看護（ヘンダーソン看護論）を探求していきます．

本章の内容

Ⅰ　人間，環境，健康，看護の概念
Ⅱ　ヘンダーソンが考える看護の概念枠組み

Ⅰ 人間，環境，健康，看護の概念

　今日，看護学を学習するときに大切だとされている 4 つの概念（人間，環境，健康，看護）を
ヘンダーソンはどのようにとらえているのでしょうか．そのことを明らかにするために，筆者らは，
ヘンダーソンの著書の中で最も普及している「看護の基本となるもの」[1] および「看護論」[2] を精読し，
その記述内容からヘンダーソンが主張している看護に関する重要な概念を浮きぼりにするようつと
めました．

　まず，①人間，環境，健康，看護のそれぞれについて言及していると受けとめられる記述を抽出
し，それらを内容によって分類しました．

　次に，②分類した内容ごとに，“基本的概念の要約”としてその内容を代表する単文を作成しま
した．さらに，③ “基本的概念の要約”の記述からキーワードとなる単語を取り出しています（あ
るいは，同じ意味合いの単語を生み出しています）．

　4 つの概念について，それぞれ，上記の概念の抽出過程（①→②→③）を表に示しました（表 2.1
～ 2.4）．

　表 2.1 ～表 2.4「①重要な記述」での引用は，（p.　）は下記文献 1）より，〈p.　〉は文献 2）よ
りの引用・抜粋・編成のページを示します．太字は原書の太字を示します．

引用文献

1 ）ヴァージニア・ヘンダーソン著，湯槇ます，小玉香津子訳：看護の基本となるもの　再新装
　　版，日本看護協会出版会，2016（2019，第 3 刷）．Virginia A. Henderson, Basic Principles
　　of Nursing Care, Inter-national Council of Nurses, 1977

2 ）ヴァージニア・ヘンダーソン著，湯槇ます，小玉香津子訳：看護論―定義およびその実践，研究，
　　教育との関連 25 年後の追記を添えて，日本看護協会出版会，1994（2017，追記版新装第
　　1 刷）．Virginia A. Henderson. The Nature of Nursing—A Definition and Its Implications for
　　Practice, Research, and Education. Reflections after 25 Years. National League for Nursing,
　　1991

表 2.1　ヘンダーソンの人間の概念

①重要な記述	②基本的概念の要約	③キーワード
＊体力や意思力あるいは知識が不足しているために，"完全な"，"無傷の"，あるいは"自立した"人間として欠けるところのある患者に対してその足りない部分の担い手になる．(p. 15)	「完全な」「無傷の」「自立した」人間	個として自立した存在
＊対象が健康人であっても病人であっても看護師は衣食住に対する人間の免れえない欲望（desire）を念頭におかなければならない．愛と称賛，社会生活における自己の有用性と相互依存性，に対する欲望も同じように無視できない．(p. 20) ＊人間には共通の欲求があると知ることは重要であるが，それらの欲求がふたつとして同じもののない無限に多様の生活様式によって満たされるということ…(p. 20) ＊欲求は，人間にとっての行動の基準あるいは指針である．(p. 20) ＊あらゆる人間が共通の欲求をもっているがゆえに基本的看護は同一である．(p. 22)	人間は共通の基本的欲求をもっている．	基本的欲求
＊人間は二人として同じ者はいず，各人はそれぞれ独自の様式をつくり出すようなやり方で自分の欲求を読み取るので，基本的看護は無限の変容形のあるサービスである．言い換えるならば，基本的看護は同じとみなすことのできる要素から成り立っているのであるが，その要素は各人の必要条件に応じて当然変容し，さまざまな方法で満たされるのである．(p. 22)	人間は二人として同じものはいず，各人はそれぞれ独自のパターンで自分の欲求を解釈する．	独自のパターン
＊人間には共通の欲求があると知ることは重要であるが，それらの欲求がふたつとして同じもののない無限に多様の生活様式によって満たされるということ…(p. 20)	人間は各々独自の欲求をもち，その生活様式は多様である．	多様な生活様式
＊感情の動きは身体に影響を及ぼし，また身体的な変化は心の状態に影響するから，実際には両者は切り離せない．(p. 8) ＊人の心と身体とが"完全である"あるいは"無傷である"ことがいかにまれであるかを考えてほしい．(p. 15)	人間の心と身体は分離不可能なものであり，完全であることはまれである．	心と身体の一体
＊ほとんどの社会には，大人は何かを生産するという期待がある．大人が何もしないとき，社会はそれを是認しない．（中略）多くの人にとって満足とは自分が社会に認められることであり…(p. 73)	人間は社会に受け入れられることにより満足を得る．	社会的承認
＊たとえ非常に緊密な二人の間においても互いを完全に理解するのは不可能である．(p. 21)	人は非常に緊密な間柄でもお互いを完全に理解するのは難しい．	他者理解の困難さ

表 2.2　ヘンダーソンの環境の概念

①重要な記述	②基本的概念の要約	③キーワード
＊文化が異なれば人間の欲求も異なった形で現れ、また各人はそれぞれなりに欲求を表現する。(p. 20) ＊愛情深い家族の中で関心の的となっている若い母親が必要とするケアは、夫や家族に見捨てられた若い女性、特に彼女の周囲の医療職者が属する文化とは異質の文化をもつ女性が必要とするケアとまったく異なる。(p. 26) ＊患者の年齢、感情の状態、知的ならびに身体的能力、社会・文化・経済的状態、およびケアがなされる場の条件が要求するそれら要素の変化形をどこまで記述するか。(p. 28) ＊基本的欲求に影響を及ぼす常在条件として、社会的ないし文化的状態：適当に友人がおり、また社会的地位も得ていて家族にも恵まれている場合、比較的孤独な場合、適応不全、貧困。(p. 27 表 1)	社会的、文化的背景は基本的欲求に影響を与える。	基本的欲求の影響因子
＊ほとんどの社会には、大人は何かを生産するという期待がある。大人が何もしないとき、社会はそれを是認しない。（中略）多くの人にとって満足とは自分が社会に認められることであり…(p. 73)	ほとんどの社会では大人が何事かなすことを自然のうちに期待し、何もしないとすればそれを認めない。	大人への役割期待
＊看護の独自の活動、すなわち患者が健康であればあたりまえにできる行為をするにあたって知識、体力あるいは意思力が不足している場合、あるいは処方された治療を実行するにあたって知識、体力、意思力が不足している場合に患者の代行をすることである。この活動は、自然科学、生物科学、社会科学の応用およびそれら科学をふまえた諸技術開発の機会を無限に提示する、複雑で創造的なものである。社会はこのようなサービスを看護師に期待しており、ほかのいかなる職種の人もそれを行えないし、また行う意思ももっていない、とわたしは確信する。〈p. 130, 131、一部改変〉	社会は看護師の独自の創造的な活動の機会を無限に与えている。	看護師への役割期待

表 2.3　ヘンダーソンの健康の概念

①重要な記述	②基本的概念の要約	③キーワード
＊世界保健機関（WHO）の憲章の中にある健康の定義（単に疾病や虚弱ではないというだけではなく，身体的に，精神的に，また社会生活上からみて良好の状態）こそわれわれの目標である．〈p. 130〉	身体的，精神的，社会的に良好の状態が健康な状態であり，看護師の目標である．	身体的良好 精神的良好 社会的良好
＊感情というものは細胞周囲液の化学的構成の変動に対する細胞反応の表出にほかならず，それは筋肉の緊張や心拍および呼吸率の変化，その他の反応を身体にもたらすものであることがわかると，感情の平衡が生理学的平衡と不可分な関係にあることが明らかになった．こうして私の思考の中で心と身体とが一体となってとらえられるようになったのである．〈p. 33〉 ＊人の心と身体とが "完全である" あるいは "無傷である" ことがいかにまれであるかを考えてほしい．（p. 15）	感情の平衡と生理学的平衡は不可分であり，健康とは精神と肉体のバランスのとれた状態である．	感情の平衡 生理学的平衡 精神と肉体の一体
＊一般には，知能程度と教育程度はその人の健康状態に比例している傾向があると認められている．（p. 15）	個人の健康状態は，その人の知能程度や教育程度に比例している傾向にある．	知能，教育程度との関連
＊不健康とは楽ではない状態や生命への威嚇以上のものであると認識させたのである．健康を害した人間はしばしば逃避的な行動にでるが，逃避こそが満たされ得る唯一の基本的欲求であるともいえるのである．〈p. 34〉	健康を害した人間の逃避的な行動は，満たされ得る唯一の基本的欲求であるともいえる．	健康破綻時の逃避行動 基本的欲求としての逃避行動

表 2.4　ヘンダーソンの看護の概念

①重要な記述	②基本的概念の要約	③キーワード
＊基本的看護ケアはあらゆる患者にあてはまるばかりでなく，家庭，病院，学校，また工場など，あらゆる看護の場にあてはまる．(p. 8) ＊**看護師の独自の機能は，病人であれ健康人であれ各人が，健康あるいは健康の回復（あるいは平和な死）に資するような行動をするのを援助することである．** …（p. 14） ＊看護師によっては個人に関してよりも，集団に関して仕事をするからである．(p. 17)	看護は病人であれ健康人であれ広く人間を対象とし，家庭・病院・学校・職場などあらゆる場で，個人あるいは集団に対して行われる．	看護の対象 看護の場
＊**看護師の独自の機能は，病人であれ健康人であれ各人が，健康あるいは健康の回復（あるいは平和な死）に資するような行動をするのを援助することである．** …（p. 14） ＊ハンディキャップとたたかう患者，あるいは死が避けられないときに厳然と死にゆく患者が"生活の流れ"（the stream of life）をもち続けるのを助けるには，看護師こそ最もふさわしい立場にあるのである．(p. 16)	看護師は健康増進あるいは健康の回復（あるいは平和な死）という段階のどこかにいて，生活の流れにのっている患者を援助する．	生活の流れ
＊看護師の役割は，10 年経てば変わるばかりでなく，彼女が身をおく状況に応じても変わる．(p. 12) ＊加えて看護師は，医師が立てた治療計画を患者が実施するのを助ける．(p. 14)	看護師の役割は時代や社会，またその看護師がおかれている状況により変化する．	看護師の役割
＊医療チームの一員として，健康の増進のため，あるいは疾病からの回復のため，あるいは死の道の支えのための全体的な計画を組み，実施するにあたり，チームの他の人々を援助する．(p. 14) ＊看護師は診断したり，病気の治療法を指示したり，また予後を言い渡したりしない限り（なぜならこれは医師の職務である），独立した開業者であり，かつ独自に判断を下すことができ，また法的にもそうであるべきである，（中略）．しかし看護師は基本的な看護ケアについては権威者である．〈p. 42〉	看護師は医療チームの一員として協同し，基本的な看護ケアについては権威者として，看護の独自の働きをする．	医療チームの一員 看護の独自の機能
＊患者の言葉，沈黙，表情，動作，こうしたものの意味するところを絶えず分析しているのである．この分析を謙虚に行い，したがって自然で建設的な看護師─患者関係の形成を妨げないようにするのはひとつの芸術（art）である．(p. 21) ＊看護師は医師の指示を行うに際して患者の主たる援助者であり，また看護師と患者の関係それ自体が治療的意義のあるものとなりうる．〈p. 44〉	看護師と患者の関係は治療的意義があり建設的な関係を必要とする．	患者─看護師関係（治療的関係，建設的関係）

表2.4 ヘンダーソンの看護の概念（つづき）

①重要な記述	②基本的概念の要約	③キーワード
＊看護が人間の基本的欲求（fundamental human needs）に根ざしていることは一般に認められよう．対象が健康人であっても病人であっても，看護師は衣食住に対する人間の免れ得ない欲望（desire）を念頭におかなければならない．愛と称賛，社会生活における自己の有用性と相互依存性，に対する欲望も同じように無視できない．(p. 20)	看護は人間の基本的欲求を基礎とするものである．	基本的欲求の充足
＊**看護師の独自の機能は，病人であれ健康人であれ各人が，健康あるいは健康の回復（あるいは平和な死）に資するような行動をするのを援助することである．**…(p. 14) ＊看護師の第一義的な責任は，患者が日常の生活のパターンを保つのを助けること (p. 16) ＊全身衰弱や昏睡および回復の見込みのない病気の場合で，他者への依存と死とが避けられないとみなされるようなときは，看護師の目標は変わってくる．そのような場合，看護師は依然として必要欠くべからざる存在である．（中略）…看護師の目的は，どうしても他者に依存せざるをえない状態にある患者の尊厳が失われることのないように彼を保護することにある．まず，何が患者に身体的また精神的な安楽を与えるかに敏感になり，患者が必要としている人々を可能ならば探し出し，…（以下略）．〈p. 62, 63〉	看護師は各人が健康あるいは健康の回復（あるいは平和な死）に資するような行動を援助する．	日常生活行動の援助（健康，健康回復，平和な死に向けて）
＊体力や意思力あるいは知識が不足しているために，"完全な"，"無傷の"，あるいは"自立した"人間として欠けるところのある患者に対してその足りない部分の担い手になる…．(p. 15) ＊看護師は患者が他者に依存して生活する間，そのニーズを満たすべく援助しようと努力すると同時に，患者のそうした依存期間をできるだけ短くしようと努める．患者の代わりに何かをする前に，この患者はそれのどの部分なら自分でできるかを看護師は自問する．患者がまったくそれができないのであれば，看護師は彼に欠けているのは何かを明らかにし，そのうえで，できるだけ速やかに，患者がそれをするのに必要なだけの意思，体力，知識を増強していくように援助する．〈p. 62〉	看護師は，体力，意思力，知識が不足するために，「完全な」「無傷の」「自立した」人間として欠けるところのある患者について，その足りない部分の担い手になる．	欠けたる部分の担い手（体力，意思力，知識）

表2.4 ヘンダーソンの看護の概念（つづき）

①重要な記述	②基本的概念の要約	③キーワード
＊この援助は，その人ができるだけ早く自立できるようにしむけるやり方で行う．(p. 14) ＊人間は二人として同じ者はいず，各人はそれぞれ独自の様式をつくり出すようなやり方で自分の欲求を読み取るので，基本的看護は無限の変容形のあるサービスである．言い換えるならば，基本的看護は同じとみなすことのできる要素から成り立っているのであるが，その要素は各人の必要条件に応じて当然変容し，さまざまな方法で満たされるのである．(p. 22) ＊各人ができるだけ早く自立できるように助けることもまた看護の機能である．(p. 83) ＊看護師は患者が他者に依存して生活する間，そのニーズを満たすべく援助しようと努力すると同時に，患者のそうした依存期間をできるだけ短くしようと努める．患者の代わりに何かをする前に，この患者はそれをどの部分なら自分でできるかを看護師は自問する．患者がまったくそれができないのであれば，看護師は彼に欠けているのは何かを明らかにし，そのうえで，できるだけ速やかに，患者がそれをするのに必要なだけの意思，体力，知識を増強していくように援助する．〈p. 62〉	看護は，自立に向けて援助する無限の変容形のある活動である．	自立に向けた援助 無限の変容形のある活動
＊看護を最高級のサービスにしているのは，身体面のケア，心の支え，また再教育に対する各人の一時的な，および長期的な欲求を見積もらねばならないということである．(p. 15) ＊看護ケアはつねに医師の治療計画を包み込んで，あるいは治療計画に合わせてなされる．理想的には治療計画が患者の日常の習慣を考慮に入れて，彼の食べたり，排泄したり，眠ったりなどの決まった時間を，やむをえない場合以外は変えないようにしたい．(p. 31)	質的な看護の活動は身体面のケア，心の支え，再教育，治療計画との調整の中に存在する．	身体面のケア 心の支え 再教育 治療計画との調整
＊効果的な看護ケアはすべてある程度計画されたものである．書面の計画を立てる者は，その患者の療養法が入院している病院の日課になじむようにつくられていない場合は，何としてでも彼の個別の欲求を考慮に入れる．(p. 30) ＊計画用紙が同時に記録としての役目も果たす．このやり方は，いわゆる看護記録，看護日誌の類をつける時間を大いに減らしてくれる．(p. 30)	効果的な看護ケアは各人のために書かれた看護計画（看護記録としての役目も果たす）に基づいて実施される．	効果的な看護ケア 看護計画 看護記録

表 2.4　ヘンダーソンの看護の概念（つづき）

①重要な記述	②基本的概念の要約	③キーワード
＊ケアの変容というこのことは，看護をひとつの芸術にする創造的要素である．…まだ若い看護学生の頃，彼女は自分の患者に対してもっぱら情緒的に反応することはできよう．その彼女が技術を身につけていくにつれて，自分の学習した技術を使って患者を助けようとする反応を示すようになる．そして最後に，基本的技術にある程度熟達したところで，彼女は自分の情緒的ならびに技術的反応をひとつの創造的なサービスのなかで自由自在に活用できるのである．(p. 29, 30)	優れた看護は看護師の情緒的反応と技術的反応とをひとつの創造的な形（芸術）にして自由に使えるように高められている．	創造的活動（芸術）
＊自分が看護している人との間に一体感を感じることができるのは，優れた看護師の特性である．(p. 21) ＊看護師が自分を知ること（自分自身の情動上の問題を認識し，解決する能力をもち，また自分の長所と短所に通じていること）は，看護師に要求される機能を遂行する彼女の能力に影響を及ぼす．…自らを知ることは他者を知ることの土台であり，自尊の念は他者を敬うことの基本であることは，過去においてそうであったように，今も真実であり，おそらくは未来においてもそうであろう．(p. 22) ＊看護師の仕事にはさまざまな人間に対する普遍的な思いやり，ならびに人間理解が不可欠である．〈p. 131〉	看護師の機能を遂行するためには，自己認識を基盤として，人間に対する普遍的な思いやりと人間理解が不可欠である．	大人への役割期待
＊ケアの質は，看護職員が 1 時間ケアをしようと，2 時間しようと…，つまり使った時間数がどうであれ，彼女らの受けた教育および生来の資質に徹底的に左右される．(p. 29)	ケアの質は看護師の受けた教育や生来の資質と関連する．	ケアの質 看護教育

ヘンダーソンが考える看護の概念枠組み

　前節①で明らかになった人間・環境・健康・看護のそれぞれの概念を統合して，さらに，「ヘンダーソンが考える看護の概念枠組み」を一層理解しやすいように，キーワードを使って模式図を描いてみました（図2.1）．

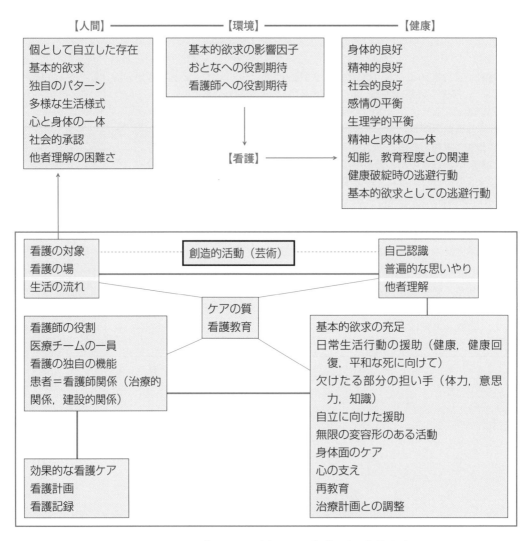

図 2.1　ヘンダーソンが考える看護の概念枠組み

表 2.5　筆者らによる「看護の定義」にかかわるストーリー

　　看護は，病人であれ健康人であれ広く人間を対象とし，人間が共通にもつ基本的欲求の充足を基盤とした日常生活行動への援助である．その基本的欲求は社会的・文化的背景に影響され，また，不健康により変化する．

　　看護援助は，人間の個別性を保持し，各人の自立（健康，健康回復，平和な死）に向けて，体力，意思力，知識の欠けたる部分を補う計画的・創造的な活動である．

　主に，「ヘンダーソンの看護の基本となるもの」の文献解釈を基盤として，彼女の主張する看護の概念枠組みを明らかにしてきました．このような過程を通して，初めて，『看護師の独自の機能に関する定義』が生み出されてきたところの理念を肌で感じとることができるのではないでしょうか．

　ここで，ヴァージニア・ヘンダーソンの『看護師の独自の機能に関する定義』を以下に掲載しますので，筆者らが導き出したストーリーと見比べてみてください．その類似性に気づいていただけることでしょう．

表 2.6　ヘンダーソンの「看護師の独自の機能に関する定義」

　　看護師の独自の機能は，病人であれ健康人であれ各人が，健康あるいは健康の回復（あるいは平和な死）に資するような行動をするのを援助することである．その人が必要なだけの体力と意思力と知識とをもっていれば，これらの行動は他者の援助を得なくても可能であろう．この援助は，その人ができるだけ早く自立できるようにしむけるやり方で行う．

（ヴァージニア・ヘンダーソン著，湯槇ます，小玉香津子訳：看護の基本となるもの　再新装版，p. 14，日本看護協会出版会，2016（2019，第 3 刷）より引用）

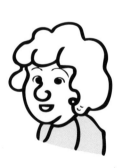

3 ヘンダーソン看護論と看護過程の学び方

第1章では科学的な看護実践の基盤となる看護過程を学習し，第2章では看護実践の道しるべの一つとしてヘンダーソンが考える看護を学習しました．それらをもとに，第3章ではヘンダーソン看護論と看護過程を学びます．

本章の内容

Ⅰ　ヘンダーソン看護論と看護過程

1　概　　要

　ヘンダーソンによると「看護は各人の基本的欲求が充足するように自立をめざして日常生活行動を援助する活動」であり,「看護過程は基本的欲求の充足・未充足を判別し,その未充足に対して体力,意思力,知識の欠けている部分を補い,その結果,各人がどの程度までに自立を取り戻したかをみるプロセス」であることがわかります.

　それをあらわしたのが図 3.1 です.ヘンダーソンは看護過程について系統的には述べていません.しかし,著書の随所で言及しています.筆者らはそれらを抽出しこの模式図を作成しました.

　ヘンダーソンの看護の目的である「各人の基本的欲求が充足するように自立をめざして日常生活行動を援助する」という彼女の考え方が終始一貫して看護過程の各段階に表現されていることが読みとれます.

看護の目的

> 健康の維持増進または回復(あるいは平和な死)に向けて基本的欲求が充足するように,個別性の保持と自立度の向上をめざして日常生活行動を援助する.

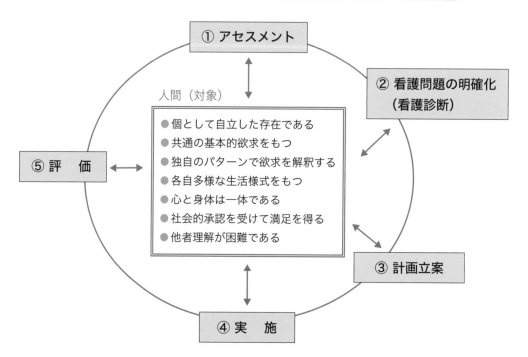

図 3.1　ヘンダーソン看護論と看護過程の模式図

① アセスメント

---

1. 情報収集
   - 基本的看護の構成要素
   - 基本的欲求に影響を及ぼす常在条件
   - 基本的欲求を変容させる病理的状態
2. 情報の確認，分類・整理

3. 情報の分析・解釈
   - 基本的欲求が充足した状態から未充足の状態を判断する
   - 充足していない欲求と常在条件・病理的状態との関連づけ
   - 充足していない原因・誘因を体力，意思力，知識の側面から判断する

② 看護問題の明確化

基本的欲求の未充足な状態と未充足を引き起こす原因・誘因の特定

看護診断

---

③ 計画立案

---

1. 問題の優先順位を決定する
2. 自立に向けて基本的欲求を充足するために必要な目標と援助方法を決定する
   - 体力，意思力，知識がどれだけ高められるかを判断し設定する
   - その人の生活様式を尊重して援助方法を選択する

---

④ 実　施

自立に向けてその人の基本的欲求を充足するための行動をとる
   - 身体的ケア（安楽を与える）
   - 心の支え（保護する，見守る）
   - 再教育（教える，導く）
   - 治療計画との調整

---

⑤ 評　価

患者がどのくらい速やかに，あるいはどの程度までに日常の行動の自由を取り戻したかを，その人の行動の変容と評価基準とを比較して問題の予防・緩和・解決の状況を判断する

図 3.1　ヘンダーソン看護論と看護過程の模式図（つづき）

2 ヘンダーソン看護論と看護過程の学習内容

　ヘンダーソンの著書から彼女が考える看護や看護の方法を抽出すると，ヘンダーソンの看護論に基づく看護過程の学習内容は表 3.1 のようになります．

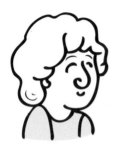

表 3.1　ヘンダーソン看護論と看護過程の学習内容

	学習項目	学習内容
目的	ヘンダーソンの看護論における看護の目的	健康の維持増進または回復（あるいは平和な死）に向けて基本的欲求が充足するように，個別性の保持と自立度の向上をめざして日常生活行動を援助する．
アセスメント	1.　各人の日常生活行動を援助するための情報収集	1）基本的看護の構成要素 2）基本的欲求に影響を及ぼす常在条件 3）基本的欲求を変容させる病理的状態
アセスメント	2.　収集した情報の事実確認と分類・整理	1）S データと O データの矛盾の有無 2）看護師の主観的な解釈の混在の有無 3）単位や数値の誤記入や測定値の誤読の有無など
アセスメント	3.　情報の意味を基本的欲求の充足した状態から分析・解釈	1）基本的欲求の充足の可否の判別 　　情報（S・O データ）を標準・平均・正常値，日常性と照合・比較し充足・未充足を判断する． 2）未充足の状況を「基本的欲求に影響を及ぼす常在条件」「基本的欲求を変容させる病理的状態」と関連づけて解釈する．
アセスメント	4.　基本的欲求の未充足の原因・誘因を体力，意思力，知識の側面から判断	1）体力，意思力，知識とは何かの理解 2）体力，意思力，知識の三側面からの原因・誘因を探求し欠けているものは何かを見極める．
看護問題の明確化	1.　基本的欲求の未充足の状態とそれを引き起こす原因・誘因の特定	1）看護の守備範囲 2）問題の記述の仕方
計画立案	1.　日常生活行動援助のための優先順位を決定	1）優先順位決定のねらい 2）優先順位決定の基準 3）患者の望む優先度

次ページにつづく

	学習項目	学習内容
計画立案	2．自立度の向上と基本的欲求の充足をめざした目標設定	1）自立の向上のための援助とは 2）目標設定の仕方 ①患者自身に何がどの程度できるかを判断し，基本的欲求の充足された状態への目標設定 ②体力，意思力，知識の欠けている部分を患者自身が開発していけるように
	3．各人の生活様式を尊重して自立に向けて基本的欲求を充足させるための看護行為を具体的に設定	1）看護行為の選択基準 → 個別性 ①健康のレベル ②自立の可能性の程度 ③実施上の成功の確率・価値 2）看護行為の内容 ①身体的ケア（体力） ②心の支え（意思力）　OP，TP，EP のどの領域にも含まれるよう設定する ③再教育（知識） 3）看護行為の結果を予測する（評価基準）
実施	1．計画立案に基づいて基本的欲求が充足するように日常生活行動を援助	1）看護行為の実施 ①計画通り実施できるか確認する 2）実施時の留意点 ①相手の反応を確かめながら ②相手の皮膚の内側に入り込む ③情緒・技術的レベルを創造的レベルに高める ④治療的関係の必要性 ⑤身体的接触の大切さ ⑥治療計画を妨げない ⑦チームの一員として看護師が行うべき業務を担う 3）実施中の継続的なアセスメント 4）患者および環境の変化に伴う計画の見直しと修正
	2．実施した看護行為の記録と報告	1）看護記録に記載される内容 ①基本的ニードの変化 ②体力，意思力，知識に関すること ③身体的ケア・心の支え・再教育の実施内容 2）看護記録記載時の留意点 ①実施内容・実施結果および看護者の判断と方向がみえるような内容であること 3）チーム内での情報交換としての報告の必要性と患者の代弁者としての役割
評価	1．患者がどのくらい速やかにあるいはどの程度までに日常の行動の自由を取り戻したかを，その人の行動の変容と評価基準とを比較して目標の達成度を判断する	1）患者の行動の変容と評価基準との比較の仕方（どの程度までに日常生活行動の自由を取り戻したか） 2）行動が変容しないとき，新たな欲求が生じたときは，計画を修正する ①修正の時期と方法 ②看護過程の各構成要素へのフィードバック

Ⅱ　ヘンダーソン看護論とアセスメント

1　看護過程におけるアセスメント

　アセスメントでは，まず，ヘンダーソンの提唱する「1. 基本的看護の構成要素」「2. 基本的欲求に影響を及ぼす常在条件」「3. 基本的欲求を変容させる病理的状態」という 3 つの側面から，情報収集，情報の確認，分類・整理をします．次に情報の分析・解釈を行い，基本的看護の構成要素（14 項目）について，患者の基本的欲求（ニード）が充足しているかを見定め，未充足の場合には，その原因が体力，意思力，知識のいずれによるものかを判断します．

表 3.2　看護過程におけるアセスメント

アセスメント	看護問題の明確化	計画立案	実　施	評　価
＊情報収集 ＊情報の確認，分類・整理 ＊情報の分析・解釈				

アセスメントに関するヘンダーソンの言及

アセスメントに関してヘンダーソンは次のように述べています（一部省略）.

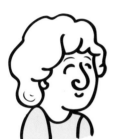

 看護が 1 週間 7 日，1 日 24 時間を通じて機能する唯一の
サービスである以上…看護師のアセスメント機能の重要性
には議論の余地はない.〔p. 66〕

 F．ナイチンゲール以来，有力な看護師たちは正確な観察
と記録の重要性を強調してきた.〔p. 66〕

☞ ある意味において看護師は，自分の患者が（中略）何を必
要としているかを知るために，患者の"皮膚の内側"に入
り込まねばならない.（p.15）

 看護師が自分の頭のなかの解釈と患
者とをそのつど照合しないならばそ
の患者のニーズを誤ってとらえて行
動してしまいやすい….
〈p. 38，39〉

☞ 患者の"皮膚の内側に入り込む"看護師は，
傾聴する耳をもっているに違いない. …患者
の言葉，沈黙，表情，動作，こうしたものの
意味するところを絶えず分析しているのであ
る.（p. 21）

ヘンダーソンの上記の考え方をふまえてアセスメントを試みましょう *!!*

引用文献

第 3 章におけるヘンダーソンの言葉の引用は，〔p. 〕は下記文献 1）より，(p. ）は文献 2）より，
〈p. 〉は文献 3）よりの引用・抜粋・編成のページを示します．太字は原書の太字を示します.

1）小玉香津子編，ヴァージニア・ヘンダーソンほか著：ヴァージニア・ヘンダーソン語る，語
る．―論考集・来日の記録，日本看護協会出版会，2017.
2）ヴァージニア・ヘンダーソン著，湯槇ます，小玉香津子訳：看護の基本となるもの　再新装
版，日本看護協会出版会，2016（2019，第 3 刷）.
3）ヴァージニア・ヘンダーソン著，湯槇ます，小玉香津子訳：看護論―定義およびその実践，研究，
教育との関連：25 年後の追記を添えて，日本看護協会出版会，1994（2017，追記版新装
第 1 刷）.

"看護師は患者が必要としている援助を知るためには，ある意味では患者の皮膚の内側に入り込まねばならない"

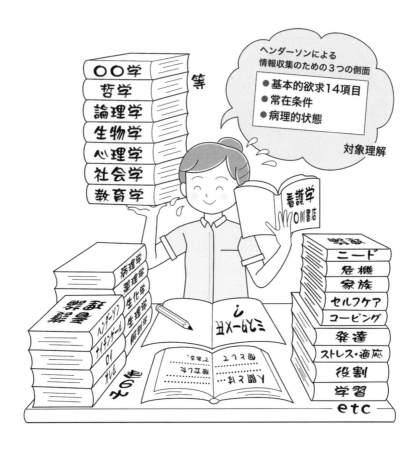

"ケアの質は看護職員の受けた教育および生来の資質に徹底的に左右される"

V．ヘンダーソン

2 情報収集のための 3 つの側面

　ヘンダーソンの看護論から看護の目的を「健康の維持増進または回復（あるいは平和な死）に向けて基本的欲求が充足するように，個別性の保持と自立度の向上をめざして日常生活行動を援助する」と要約できます．そこで，この考え方に即して 3 つの側面を用いて情報収集を行います．

　3 つの側面とは，①基本的看護の構成要素（基本的欲求が充足する日常生活行動），②基本的欲求に影響を及ぼす常在条件，③基本的欲求を変容させる病理的状態です（表 3.3）．

表 3.3　情報収集のためのヘンダーソンの 3 つの側面とその内容

1.　基本的看護の構成要素	2.　基本的欲求に影響を及ぼす常在条件	3.　基本的欲求を変容させる病理的状態（特定の疾病とは対照的）
以下のような機能に関して患者を助け，かつ患者がそれらを行えるような状況を用意する． 1.　正常に呼吸する 2.　適切に飲食する 3.　あらゆる排泄経路から排泄する 4.　身体の位置を動かし，またよい姿勢を保持する（歩く，座る，寝る，これらのうちのあるものをほかのものへ換える） 5.　睡眠と休息をとる 6.　適切な衣類を選び，着脱する 7.　衣類の調節と環境の調整により，体温を生理的範囲内に維持する 8.　身体を清潔に保ち，身だしなみを整え，皮膚を保護する 9.　環境のさまざまな危険因子を避け，また他人を傷害しないようにする 10.　自分の感情，欲求，恐怖あるいは"気分"を表現して他者とコミュニケーションをもつ 11.　自分の信仰に従って礼拝する 12.　達成感をもたらすような仕事をする 13.　遊び，あるいはさまざまな種類のレクリエーションに参加する 14.　"正常"な発達および健康を導くような学習をし，発見をし，あるいは好奇心を満足させる	1.　年齢：新生児，小児，青年，成人，中年，老年，臨終 2.　気質，感情の状態，一過性の気分： 　(a)"ふつう"あるいは 　(b)多幸的で活動過多 　(c)不安，恐怖，動揺あるいはヒステリーあるいは 　(d)憂うつで活動低下 3.　社会的ないし文化的状態：適当に友人がおり，また社会的地位も得ていて家族にも恵まれている場合，比較的孤独な場合，適応不全，貧困 4.　身体的ならびに知的能力： 　(a)標準体重 　(b)低体重 　(c)過体重 　(d)ふつうの知力 　(e)ふつう以下の知力 　(f)天才的 　(g)聴覚，視覚，平衡覚，触覚が正常 　(h)特定の感覚の喪失 　(i)正常な運動能力 　(j)運動能力の喪失	1.　飢餓状態，致命的嘔吐，下痢を含む水および電解質の著しい平衡障害 2.　急性酸素欠乏状態 3.　ショック（"虚脱"と失血を含む） 4.　意識障害–気絶，昏睡，せん妄 5.　異常な体温をもたらすような温熱環境にさらされる 6.　急性発熱状態（あらゆる原因のもの） 7.　局所的外傷，創傷および／あるいは感染 8.　伝染性疾患状態 9.　手術前状態 10.　手術後状態 11.　疾病による，あるいは治療上指示された動けない状態 12.　持続性ないし難治性の疼痛

（ヴァージニア・ヘンダーソン著，湯槇ます，小玉香津子訳：看護の基本となるもの　再新装版，p. 27，日本看護協会出版会，2016（2019，第 3 刷）より引用）

1) 「適切に飲食する」を例とした 3 つの側面

　前述の 3 つの側面から情報収集をすることについてのヘンダーソンの考え方を「適切に飲食する」を例に述べてみます.

　人は, 一定の体力, 意思力, 知識をもっていれば, 空腹を感じ, おいしく食べることができ, 味や献立や量に満足することができます. その結果, 体重や血液検査のデータは生理的範囲内に保たれます. さらに, そのような状態が健康であることを理解し, これを維持増進することを要求します.

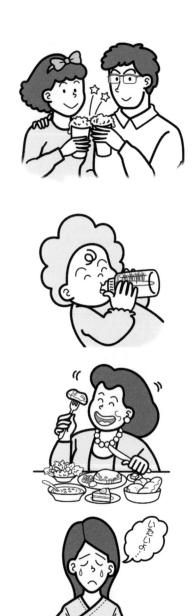

　また, この飲食という基本的欲求（日常生活行動）は, 右記のイラストのように影響を及ぼす常在条件, 例えば, 年齢（赤ちゃんと成人など）, 感情（うれしい・悲しい）, 文化的背景（民族や習慣の違い）などに左右されることを, 日常的に経験しています.

　さらに, 病理的状態（例えば, 食べすぎ飲みすぎによる急性胃炎など）では,「食欲がない, あるいは絶食が必要」になることがあるように基本的欲求が変化させられます.

　上記の「適切に飲食する」という例のように, 人の欲求はさまざまな要因につねに影響され変化させられています. 単に食物を口にすればよいというものではないことは私たちの日常生活を考えてみてもわかります.

　以上のように情報収集は各人の基本的欲求の状態を「充足している状態」を基準にして, いま現在の欲求がどのように充足（あるいは未充足）しているかを査定するために必要なデータを多面的に集めることなのです.

2)「適切に飲食する」を例とした具体的な情報収集項目

　例としてあげた「適切に飲食する」の「基本的欲求が充足した状態」と具体的な情報収集項目（「主観的データ」「客観的データ」）を列挙します（表 3.4）.

　なお,「基本的看護の構成要素」14 項目について, 各項目の「基本的欲求が充足した状態」と具体的な情報収集項目（「主観的データ」「客観的データ」）は, 巻末 参考資料 2 に掲載しています.

表 3.4 「適切に飲食する」の情報収集項目

充足した状態	主観的データ（S データ）	客観的データ（O データ）
1. 必要な栄養がとれている	①食欲 ②好み, 嗜好 ③欲しいときに自由に食べられないストレス ④肉体的な苦痛	①摂取量や食品 ②身長や体重 ③医師の食事処方 ④食事時間や回数, 間隔 ⑤食事のとり方（経口, 経管栄養など） ⑥食事の安全性（食習慣, 風習, タブーの有無） ⑦地域のヘルパー派遣の施策など ⑧静脈内注射や注腸の管理など
2. 楽しく食べられ満足感がある	①嗜好, 食物や飲み物の希望 ②情緒的なストレス ③肉体的な苦痛の有無 ④普通の生活感の有無 ⑤隔離感からの解放感の有無 ⑥欲しいときに自由に食べられないストレス	①摂取量や食品 ②食事の場所や移動手段（食堂か, 松葉杖かなど） ③健康なときの食事作法が守られているか ④介助者の態度（すわって, 喜んで, 同じ人が, 自立を考えて, 見える場所で介助しているか） ⑤調理法（美的かなど）
上記の項目 1, 2 は, 適切に飲食することに関しての望ましい状態（充足した状態）としての指標としても活用できる.		

備考：上記の情報収集の具体的な内容項目は, ヘンダーソンの「看護の基本となるもの」から抽出しました.

注　：「基本的看護の構成要素」「基本的欲求に影響を及ぼす常在条件」「基本的欲求を変容させる病理的状態」の 3 つの側面は常時セットで情報収集をします. 人の日常生活行動はさまざまな要因に左右され変化させられています.

3 情報の確認，分類・整理

　ここでは，ヘンダーソンの情報収集における3つの側面と具体的な情報収集項目をもとに，意図的に多面的に収集した情報が，確かな事実であることを確認し，分類・整理する過程を述べます.

表3.5　アセスメントにおける情報の確認，分類・整理の位置づけ

アセスメント			
情報の収集	情報の確認	情報の分類・整理	情報の分析・解釈
①基本的看護の構成要素 ②基本的欲求に影響を及ぼす常在条件 ③基本的欲求を変容させる病理的状態	収集した情報の事実確認 ・SデータとOデータの矛盾の有無をみる ・看護師の主観的な表現の有無をみる ・数値や単位の記載ミスはないかなど	事実と確認された情報を項目ごとに分類・整理する	

　意図的に系統的に収集した情報にも下記の表3.6のようなことが生じることがあります.

表3.6　情報の確認，分類・整理の具体例

例1：SデータとOデータの矛盾
Sデータ：「治療食（糖尿病）以外の物は食べていません」
Oデータ：2kg／週の体重増加

例2：看護師の主観的な表現
看護師の主観的な解釈：頑固な老人
家族からの聴取：「何度すすめても風呂に入らないのですよ，うちのお爺ちゃん」

　表3.6の例1は測定ミス，体重計の故障，患者の言葉の信頼性，測定条件の違いなどが考えられます. 例2では，お風呂に入らないというだけで"頑固な老人"というレッテルを貼られています.
　情報の確認，分類・整理の過程の重要性が実感されます.

4 情報の分析・解釈

　ヘンダーソンの情報収集における 3 つの側面に基づいて収集した情報が事実であることを確認できたら，次は情報の意味することを分析・解釈し，基本的看護の構成要素（14 項目）について，基本的欲求の充足・未充足を判別します．

　一般的には表 3.7 のプロセスをたどることで，主観的・経験的ではなく，論理的・科学的に分析・解釈をし，基本的欲求の充足・未充足の判別が行えるようになります．

　情報の分析・解釈の過程は，看護診断の診断過程の中で扱われることもありますが，この章では，アセスメントの要素に含めています．そのプロセスを表 3.8 に示します．

表 3.7　アセスメントにおける情報の分析・解釈の位置づけ

アセスメント					
情報収集，情報の確認，分類・整理				情報の分析・解釈	
基本的看護の構成要素（充足した状態）	情報（事実）S・O データ	常在条件	病理的状態	分析・解釈	分析・解釈のまとめ方
1. 正常に呼吸する	― 略 ―			1. 患者の日常性，標準・正常・平均値，健康時の状態など全体像から情報をみる	基本的欲求の充足・未充足の判定や原因・誘因の探求，患者が必要としている援助などをまとめる
2. 適切に飲食する　①必要な栄養がとれている　②楽しく食べられ満足感がある	観察した患者の情報（健康時の自立していたときの状態および現在の状態）	年齢や性別，気分，家族や社会的な関係など		2. ほかの項目との関連もみて充足・未充足を検討する　3. 未充足の原因・誘因を検討する　4. この患者が必要とする援助をさぐる	
13. レクリエーション	― 略 ―				
14. 学　習	― 略 ―				

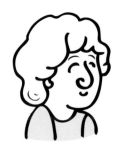

 看護師が自分の頭のなかの解釈と患者をそのつど照合しないならば，その患者のニーズを誤ってとらえて行動してしまいやすい…．〈p.38，39〉

ヘンダーソンは上記のことを強調しています．

　患者の日常生活行動を援助する目的は，患者の可能な限りの自立です．自立するのはほかならぬ患者自身です．ですから，看護師が独断で患者を解釈したり行動してしまわないようにと著書の随所で提言しています．

表3.8　情報の分析・解釈のプロセス

分析・解釈のプロセス	分析・解釈の実際
1.基本的欲求の充足・未充足の判断	患者の現在の基本的欲求の状況を健康時の状態や日常性，標準・正常・平均値などと照合し比較し未充足を判別する．
2.未充足の原因・誘因を検討	基本的欲求の未充足を「常在条件」や「病理的状態」と関連づけ未充足の原因・誘因をさぐる．
3.必要としている援助を究明	基本的欲求を充足させるためには，体力，意思力，知識の何がどのように不足しているのかを検討する．
4.分析・解釈のまとめ	基本的欲求の充足・未充足の判別，未充足の原因・誘因，必要としている援助を検討し記述する．

Ⅲ ヘンダーソン看護論と看護問題の明確化

アセスメント（基本的欲求の未充足状態とそれを引き起こす原因・誘因を体力，意思力，知識の側面から判断する）に基づいて，基本的欲求の未充足状態とその原因・誘因を特定することが看護問題の明確化，すなわち看護問題です．

表 3.9　看護過程における看護問題の明確化

| アセスメント | 看護問題の明確化 | 計画立案 | | 実　施 | 評　価 |
		目標	援助方法		
	*基本的欲求の未充足の状態とそれを引き起こす原因・誘因の特定 （表 3.1 の再掲）				

1）看護問題とは

前述のアセスメントのプロセスをたどることで，基本的看護の構成要素（14 項目）のどの要素に，どのような基本的欲求（ニード）の未充足があるかが特定されます．この特定された未充足状態がヘンダーソンの考える看護問題です．

看護問題は，先に列挙した各 14 項目の中の具体的な内容項目の 1 つあるいは複数の未充足状態を指します．

2）看護問題の記述

例えば，「適切に飲食する」に関する問題として，
「問題：糖尿病治療食の知識不足に関連する過剰な栄養」のように記述します．

> 問題（#）：「原因（誘因）に関連する「問題」

上記のように PES 方式（本書 p. 10 参照）で記述することで，原因や誘因および問題の所在が明確になり，その後のケア計画がたてやすくなります．

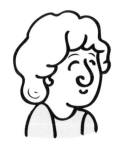

☞ ヘンダーソンは看護診断という言葉を積極的には使っていません．しかし，《看護アセスメントは "看護診断" をもたらし，ケア計画はそれを基盤にする……》と 1989 年の論文においてアメリカ合衆国の看護を予見しています．

アセスメント	情報収集 情報の確認，分類・整理 情報の分析・解釈		アセスメント	情報収集 情報の確認，分類・整理
看護問題の明確化	看護問題を特定し記述	**＝**	看護診断	情報の分析・解釈 看護問題を推論 看護診断を記述
計画立案	優先順位決定 目標設定 援助方法決定		計画立案	優先順位決定 目標設定 援助方法決定
実施	援助方法の実施		実施	援助方法の実施
評価	目標への到達度を検討		評価	目標への到達度を検討

図 3.2　看護過程における「看護問題の明確化」と「看護診断」の関連性

　看護過程における「看護問題の明確化」と「看護診断」の関連性を本書では図 3.2 のようにとらえています．参考までに図 3.1 の模式図を一部再掲しました．

　この図からもわかるように，「看護問題の明確化」も「看護診断」も情報収集，情報の確認，分類・整理，情報の分析・解釈のプロセスをきちんと経た結果として導きだされるものなのです．そしてさらに，後に続く計画立案の指標ともなるのです．

ヘンダーソン看護論と計画立案

看護問題（基本的欲求の未充足状態とその原因・誘因）が明らかにされたら，次は，対象者の自立度の向上と基本的欲求が充足するために必要な日常生活行動への援助の計画立案を行います．

　計画立案には優先順位の決定と個別的な目標と目標達成に必要な対策（体力，意思力，知識の不足を補うための援助方法）が含まれます．

表 3.10　看護過程における計画立案

アセスメント	看護問題の明確化	計画立案		実　施	評　価
		目　標	援助方法		
		＊問題の優先順位決定 ＊目標設定（患者に期待される結果） ＊援助方法選定 ＊評価基準を定める			

計画立案に関するヘンダーソンの言及

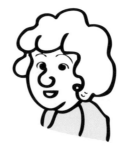

☞ 看護アセスメントは"看護診断"をもたらし，ケア計画はそれを基盤とする．〔p. 67〕

☞ 看護ケアはつねに医師の治療計画を包み込んで，あるいは治療計画に合わせてなされる．(p. 31)

☞ ケア計画の形式は施設や機関，それを使う人々によりさまざまである．〔p. 68，一部改変〕

☞ このような計画が患者（多くの場合その家族も）の考えと関係するヘルスケア従事者の考えを整合しなければならないことは確かであろう．〔p. 68〕

☞ アメリカの病院においてケアの質を保障するには今や患者一人ひとり用の書面のケア計画が必要である．〔p. 68〕

☞ 計画は，ヘルスケア提供者にとっては道具の一つとして，患者と，関係のヘルスケア従事者すべてと，時には家族の人々の連合した努力を導く，あるいは方向づけるほど有効である．〔p. 68〕

☞ あらゆる関係者が目標に合意しているのである．〔p. 68〕

☞ 効果的な看護ケアはすべてある程度計画されたものである．書面の計画を立てる者は，…何としてでも彼の個別の欲求を考慮に入れる．(p. 30)

※引用文献は，本書 p. 37 を参照．

表 3.11　計画立案のプロセス

計画立案のプロセス	計画立案の実際
1.基本的欲求の未充足の状態（看護問題）の優先順位を決定する.	明確にされた基本的欲求の未充足状態（看護問題）の解決に向けて, どの問題を優先するかを決定します. マズローのニードの階層（本書 p.13 参照）や対象の認識を考慮して決定します. ＊優先順位決定の基準 　1.生命維持 　2.安全・安楽の保持 　3.その人らしさの保持 　4.成長・発達の促進
2.自立に向けて基本的欲求を充足するために必要な目標と援助方法を設定する. ・体力, 意思力, 知識がどれだけ高められるかを判断して設定する. ・患者の生活様式を尊重して援助方法（自立に向けての基本的欲求が充足するための看護行為）を具体的に記述する.	長期目標：患者が可能な限り 14 項目の日常生活行動を自力で行えるようになった状態をさす. 　＊例：糖尿病の自己管理ができる 短期目標：長期目標に到達するための身近な目標. 　＊例：糖尿病の食事療法のためのカロリー計算ができる ・援助方法の具体策 　生活様式（家族構成や 1 日の行動パターン, 知能程度, 生活信条など）を考慮して, 患者のやり方で援助方法を考え, 患者と確認し合う. ・具体的な記述 　患者・関係者が同じ認識で行動できる程度に具体的に記述する. 　RUMBA 　OP, TP, EP 　5W1H　　　　　　　　　　（本書 p. 12 参照）
3.看護行為の評価基準を定めて記述する.	・目標（期待される結果）は「患者がどのように変容すればいいのかという状態」を記述する. 　＊例：8 時間後に食品交換表の見方がわかる 　　　：2 日後に糖尿病の食事療法のためのカロリー計算ができる.

Ⓥ ヘンダーソン看護論と実施

　実施は，計画立案に基づいて基本的欲求が充足するように行う援助の実際です．さらにそのときの患者の体力，意思力，知識の反応やそれらの結果を記録・報告することが含まれます．

　紙上で実施を説明するのは困難ですが，ここでは，ヘンダーソンが述べている「実施時の留意点」「実施の内容」「実施の記録と報告」の概要を示します．

表 3.12　計画の実施

アセスメント	看護問題の明確化	計画立案	実　施	評　価
			＊計画の実施 ＊記録・報告	

実施についてのヘンダーソンの言及

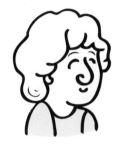

 看護師は（中略）独立した開業者であり，かつ独自に判断を下すことができ，また法的にもそうあるべきである，（中略）．…しかし看護師は基本的看護ケアについては権威者である．〈p. 42〉

 看護とは第一義的には患者が日常の行動をするうえで，また医師に指示された治療法を実行していくうえで，知識，意思あるいは体力の点で不足のあるところを満たすことによって彼を補うことである，と考えている．〈p. 50〉

 看護師と患者との間の身体的接触の価値は，特にその行為の効果が気持ちのよいものであるなら，みくびるべきではない．（p. 29）

 看護師が自分の頭のなかの解釈と患者とをそのつど照合しないならば，その患者のニーズを誤ってとらえて行動してしまいやすい．…〈p. 38，39〉

 ケアの質は，看護職員の受けた教育および生来の資質に徹底的に左右される．（p. 29）

※引用文献は，本書 p. 37 を参照．

表 3.13　実施・記録と報告の内容と留意点

実施の内容	実施時の留意点
1. 身体面のケア（安楽を与える） 2. 心の支え（保護する，見守る） 3. 再教育（教える，導く） 4. 治療計画との調整	1. 患者の反応を確認しながら行う． 2. 安全，安楽，動作・資源の経済性（例：タオル数やガーゼ，ディスポ製品の必要以上の使用など）を考慮する． 3. 相手の皮膚の内側まで見通す． 4. 情動的レベルから創造的レベルへ高める． 5. 治療的関係の必要性． 6. 身体的接触の大切さ． 7. 治療計画を妨げない． 8. チームの一員として看護師の行うべき業務を担う． 9. 実施を通して継続的なアセスメントを行う． 10. 患者の変化に伴う計画の見直しと修正を行う．
記録・報告の内容	記録・報告の留意点
1. 基本的ニードの変化 2. 体力，意思力，知識に関する変化 3. 身体面のケアの実施内容 4. 心の支えの実施内容 5. 再教育に関する実施内容	1. 実施内容や結果，判断と方向性がわかるような記録とする 2. チームの情報交換としての報告の必要性 3. 患者の代弁者としての役割をはたす

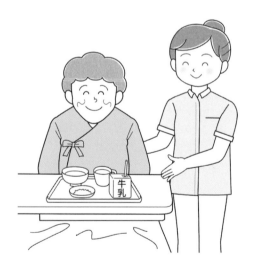

Ⅵ ヘンダーソン看護論と評価

　評価では体力，意思力，知識の欠けている部分を援助した（身体面のケア，心の支え，再教育・治療計画との調整など）結果，患者が「期待される結果」に到達したか否かをみていきます．患者の行動の変容（S・O データ）を評価基準と照合して判定します．

　目標が達成できた場合はそのむねを患者と確認し次の問題解決への動機づけとします．

　目標が達成できなかった場合は，看護過程のそれぞれの段階を査定し，原因が究明できたら，再度各構成要素にフィードバックします．

表 3.14　看護過程における評価

アセスメント	看護問題の明確化	計画立案	実　施	評　価
				＊目標（期待される結果）の達成度を判断 ＊計画の修正の必要を判断 ＊計画の修正

評価についてのヘンダーソンの言及

 患者あるいはその家族が，彼らと共に，かつ彼らのためにつくられた看護師の計画にどの程度従って行動したかを判断することは，けっして単純なことではない．〔p. 69〕

 登録看護師が持ち時間のほとんどを管理と監督に費やしている状態では，正確な評価は難しい，というより，たぶん不可能である．〔p. 69〕

人間の行動のこの一覧（基本的看護の構成要素）*は，看護の評価に使えるというのが私の考えである．言い換えれば，患者がこれらの行動をどの程度自分でできるようになるまで看護師が援助したか，その程度がそのまま看護師の成功度を示すものなのである．患者の独立が不可能な場合は，患者が自分の限界もしくは避けることのできない死をどの程度受け入れるようになるまで看護師が援助をしたか，それが看護の評価を決定するはずである．〈p. 43 脚注〉

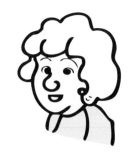

*（　）内は筆者による加筆．

※引用文献は，本書 p. 37 を参照．

表 3.15　評価のプロセス

評価のプロセス	評価の実際
1. 目標（期待される結果）の達成度を判断	看護師が身体面のケア，心の支え，再教育，治療計画との調整を実施した結果，患者の体力，意思力，知識がどのように変容したかを目標（期待される結果）と照合して判断する．
2. 計画の修正の必要性を判断	患者の体力，意思力，知識が，目標（期待される結果）に達していないときや新たな欲求の未充足が生じたときには計画の修正の必要性を判断する．
3. 計画の修正	患者の体力，意思力，知識が目標（期待される結果）に達するように，ほかの構成要素にフィードバックし計画を修正する．

Part 2

事例で学ぶヘンダーソン看護論と看護過程

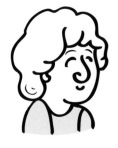

4　事前学習

ヘンダーソンの考えを看護過程を使って表現してみましょう！
第4章は，事例展開の事前学習として，アセスメントと情報収集の基本的
な考え方，情報収集の3つの側面を学びます．

本章の内容

Ⅰ　アセスメントのプロセス

⬭ : POSにそった看護記録

| 看護の理念（こんな看護をしたい*!!*） | ⟹ | 基本的欲求を充足する行動（日常生活行動）を援助したい．（V. ヘンダーソン） |

1) 情報収集
- 常在条件に関するS・Oデータ
- 病理的状態に関するS・Oデータ
- 基本的欲求（14項目）に関するS・Oデータ

2) 情報の確認, 分類・整理
- 常在条件に関するデータ欄
- 病理的状態に関するデータ欄
- 基本的欲求に関するデータ欄

⟹ **データベース**

3) 情報の分析・解釈

①データベースの基本的欲求の状態（14項目）の項目ごとに，一つひとつの欲求がその人にとって充足状態か，未充足状態かを判断する．
- 常在条件と病理的状態から考えたその人の充足状態をイメージし，実際のデータと対比させて差があるかどうかを考える．
- 差がある場合は未充足状態と判断し，「看護問題リスト」*をみて未充足の内容を特定する．

②未充足状態の欲求について，その原因・誘因を明らかにする．

- 常在条件に関するデータ
- 病理的状態に関するデータ
- 分析しようとする欲求以外の基本的欲求に関するデータ

これらのデータを関連づけて考える

＊分析しようとする欲求の未充足の原因・誘因を説明するのに必要と思われるデータを**データベースの中から抽出し**，関連づけて読みとる．
＊**ミニ関連図**（後述p.● を参照）を書いて整理するとよい．

③未充足の原因・誘因を考えながら，日常生活行動に必要な能力（体力，意思力，知識）の何が不足（欠如）しているかを考える．

④未充足状態を補うためにはどのような援助が必要かを**大づかみ**に考える．
- a. ①で未充足と特定した欲求に対する援助．
- b. ②で明らかにした原因・誘因をどのように考慮して援助するか．

4) 看護問題の明確化

アセスメントの結論である
- 原因・誘因をふまえた基本的欲求の未充足状態を簡潔に記述する．
（「看護問題リスト」*を活用するとよい）

⟹ **看護問題リスト**

＊江崎フサ子，玉木ミヨ子，村中陽子，秋葉公子（2023）ヘンダーソンの基本的看護に関する看護問題リスト 第5版，ヌーヴェルヒロカワ．

図 4.1　アセスメントのプロセス

Ⅱ　情　報　収　集

1　情報収集の基本的な考え方

　情報収集の基本（ベース）は「基本的欲求の状態」の把握です．なぜなら，
"各人の基本的欲求が充足するように自立をめざして日常生活行動を援助する"ことがヘンダー
ソン看護論の焦点だからです.

　　　　　　　　これはヘンダーソンの健康観と関係しています．

　すなわち，ヘンダーソンは，健康とは（その人にとっての）基本的欲求の充足した状態と考えて
いるのです．
　したがってヘンダーソンのいう"健康あるいは健康の回復（あるいは平和な死）に資するような行
動をするのを援助する"ためには，患者の基本的欲求の状態を把握する必要があります．

　基本的欲求の状態を把握するための情報は，次の３つの側面から収集します（第３章 p. 39 参照）.

　　　　　①基本的看護の構成要素（14 項目）の状態
　　　　　②基本的欲求に影響を及ぼす常在条件
　　　　　③基本的欲求を変容させる病理的状態

　ヘンダーソンが"基本的欲求は無限に多様の生活様式で満たされる"と述べているように，基本
的欲求の状態は，その人の特性や健康状態に左右されるのです．

　　　　　　　　　　　　　　これが「常在条件」であり，「病理的状態」です．

　つまり基本的欲求が充足するための行動には，個別性があるということです．

　情報収集の３つの側面がわかったら，収集する情報の内容を具体的に考えてみましょう．

事　例

> 5月15日，急性骨髄性白血病と診断され入院した19歳の女子学生Aさんを，
> 5月16日（入院2日目）から看護学生のNさんが受けもつことになりました．
> Aさんに対して，ヘンダーソンの考えに基づいた看護を行うための事前学習をしましょう．

2　情報収集の3つの側面を明確にする

1）基本的欲求の状態に関する情報収集の具体的内容

　「ヘンダーソンの基本的看護に関する看護問題リスト」*や巻末参考資料2を活用して，情報収集の内容を具体的にすることができます（表4.1）．また，収集する情報の内容を自分で考える方法も説明します．

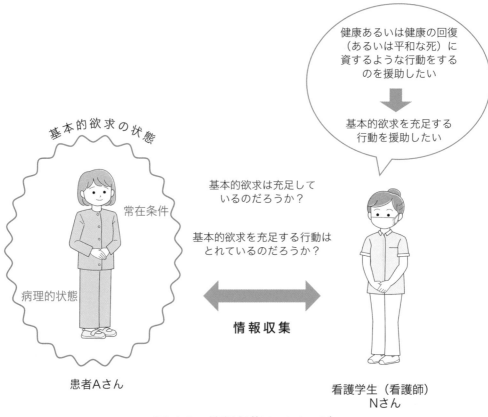

図4.2　情報収集のイメージ

＊江崎フサ子，玉木ミヨ子，村中陽子，秋葉公子（2023）ヘンダーソンの基本的看護に関する看護問題リスト 第5版，ヌーヴェルヒロカワ．

　情報収集では自分の感性に従って観察することも大切ですが，観察すべき内容が明確になっていれば，コミュニケーション技術や観察，測定技術を駆使して，看護に役立つ情報を効率よく収集する訓練ができますし，感性も磨かれます．

　さらに健康（基本的欲求の充足状態）か否（基本的欲求の未充足状態＝看護問題）かを判断するための情報収集の内容だけではなく，**未充足の場合，援助方法を決定するために必要な情報も入れて作成しておくと，計画立案時や実践時に役立つ情報を収集することができます**．

表 4.1　基本的欲求の情報収集例（正常に呼吸する）

基本的欲求の充足または未充足状態

看護問題を判定するために必要な情報（特有の情報・支持する情報）　援助方法決定に役立つ情報

常在条件と病理的状態を関連づけて，さらに内容を追加する

基本的欲求の項目	情報収集のポイント	情報収集の具体的内容
正常に呼吸する	1. ガス交換が正常に行われているか（ガス交換の障害はないか）	S：①だるい　②眠い O：①血中ガス濃度 　　②チアノーゼの有無，部位，程度 　　③分泌物の貯留の有無，部位，程度，性状 　　④喀痰の有無　⑤脈拍数，リズム，緊張度 　　⑥呼吸数，リズム，深さ　⑦副雑音の有無 　　⑧毒性物質，有毒ガスの吸入の有無 　　⑨言動（落ち着きのなさ etc.） 　　⑩蘇生器使用の有無 　　⑪O_2吸入の有無と量，吸入方法（カヌラ，マスク，テント） 　　⑫吸引実施の有無（一時，持続）部位，回数 　　⑬ネブライザー実施の有無，回数，内容
	2. 安楽に呼吸ができているか（安楽な呼吸の阻害はないか）	S：①息苦しい　②空気の飢餓感 　　③楽な呼吸法を知っているか O：①チアノーゼの有無，部位，程度 　　②咳嗽の有無，程度 　　③胸を締めつけた衣類の着用の有無 　　④気道の感染や閉塞，分泌物の有無，程度 　　⑤強い臭気の有無　⑥不適切な温湿度の有無 　　⑦喘息発作の有無　⑧喘鳴の有無 　　⑨重い寝具の有無 　　⑩呼吸運動に関係する装具・器具の装着（コルセット，ギプス etc.） 　　⑪3点支持の姿勢の有無 　　⑫頻脈か　⑬異物の吸入の有無

▲このようにして基本的看護の構成要素（14項目）について，情報収集の内容を具体的にして実習の事前準備をしておくとよいでしょう．

2）常在条件に関する情報収集の具体的内容

　受けもち患者の年齢により，一般的な発達段階や発達課題の特徴を整理します．そのうえでヘンダーソンのいう“基本的欲求に影響を及ぼす常在条件”の各項目に対応させて情報収集の具体的内容を考えます．今回，受けもつAさん（19歳，女性）については，表4.2のように常在条件に関する情報収集の内容を具体的にしていくことができます．

表4.2　常在条件に関する情報収集

成長・発達理論を参考にする　　第3章 表3.3 参照　　一般的な発達段階の特徴を常在条件に対応させて考える

一般的な発達段階・発達課題の特徴		基本的欲求に影響を及ぼす常在条件	情報収集の具体的内容
身体的側面の特徴	①体力は頂点に達する ②身体的な諸機能が最大限になる ③作業能力や運動能力が向上する ④性的能力が増加する	1. 年齢	①何歳か
		2. 気質，感情の状態，一過性の気分	①“ふつう”あるいは？（落ち着かない気分など） ②多幸的で活動過多か ③不安，恐怖，あるいはヒステリーあるいは？ ④ゆううつで活動低下状態か ⑤物事に対してまじめに対処するタイプか ※情報源も入れて多面的にとらえる
		3. 社会的ないし文化的状態	①友人や家族背景 ・在宅の場合：訪問者や家族はいるか，孤独か ・入院患者の場合：家族や友人の面会者の有無 ・住居環境（一人暮らし，家族と同居，寮で共同生活など） ②経済的な面（健康保険の家族か，保険の本人か） ③職業をもっているか，学生か
心理・社会的側面の特徴	①アイデンティティを確立する ・自己意識の高まり ・葛藤や不安から心理的動揺がある ・自分で選んだものには誠実に打ち込む ・他者との関係を自覚してもてる ・人間関係がうまくいかない，孤独，孤立の問題を抱えることもある ②知的活動が発達する ③理屈や正義感で思考力を補う ④両親からの自立 ⑤職業を選択し決定する時期 ⑥経済的に自立していない者が多い ⑦性意識，性役割を自覚する	4. 身体的能力	①体重（標準，低，過） ②諸機能 ・聴覚（聴力の程度，補聴器使用の有無など） ・視覚（義眼，眼鏡，コンタクトレンズ，視力の程度） ・平衡覚の程度 ・触覚の程度 ・特定の感覚の喪失（色盲など） ・運動能力（歩く，走る，起きあがる，すわる等の動作能力の程度，義足，義手，杖，歩行器，車椅子など使用の有無 ・その他（義歯，かつら，人工肛門，ペースメーカー等）・アレルギーの有無
		5. 知的能力*	①ふつうの知力 ②ふつう以下の知力 ③天才的

▲このようにして患者の年齢に応じた一般的な発達段階・発達課題の特徴をふまえ，情報収集の内容を具体的にすると観察しやすくなります．

＊高齢者の知的能力の情報収集では，「改訂長谷川式簡易知能評価スケール（HDS-R）」や「柄澤式老人知能の臨床的判断基準」等を視点として活用することもできます．

3）病理的状態に関する情報収集の具体的内容

　ここでは実習開始前に受けもち患者の診断名や主な症状がわかっている場合の事前学習を説明します（事前に病理的状態がわからず，実習を開始してから少し情報が得られた場合も，同じ方法で学習すると，要点がつかみやすいと思います）．

　今回受けもつＡさんは急性骨髄性白血病ですから，病理的状態を把握するための情報収集の具体的内容を図4.2の手順で考えます．図4.2は病理的状態の理解を深めるための学習方法です．

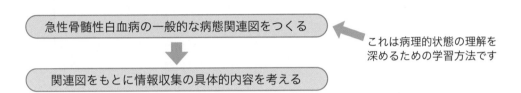

図 4.2　病理的状態の理解を深めるための学習方法

　病態関連図をつくる過程を通して，平面的な暗記ではなく，1つひとつの病態を関連づけて学習することができます．関連図によって得られた"網の目の知識"は，1つの症状を観察することで，その病態を理解できるだけではなく，病理的状態の情報を多方面から関連づけて収集できるようになります．

　さあ実際に関連図を書いてみましょう．

　図4.3に急性骨髄性白血病の病態関連図の例を示し，表4.3には関連図をもとに作成した情報収集の具体的内容を示しました．

＝病態関連図を書く時のポイント＝

①テキストに記述してある内容をそのまま図示していくのではなく，原因，症状，検査データ，治療などを自由に記載した後，解剖学，生理学，病理学，生化学，薬理学などの知識を活用し，項目と項目の関連性が説明できたら線を結び，納得できないときは結びません．

②同じ内容（項目）を何回も記述しないようにします．線を集中させることによって，ポイントとなる情報の内容が明確になります

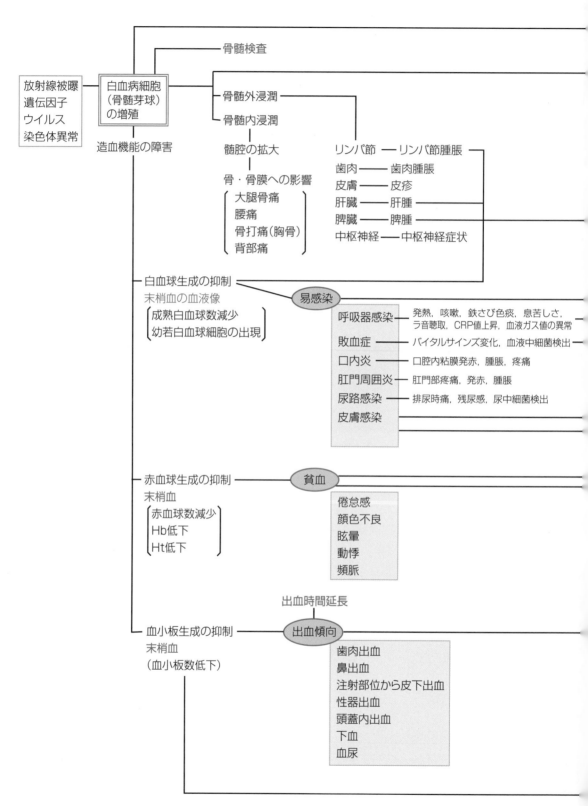

図4.3　急性骨髄性白血病の病態関連図

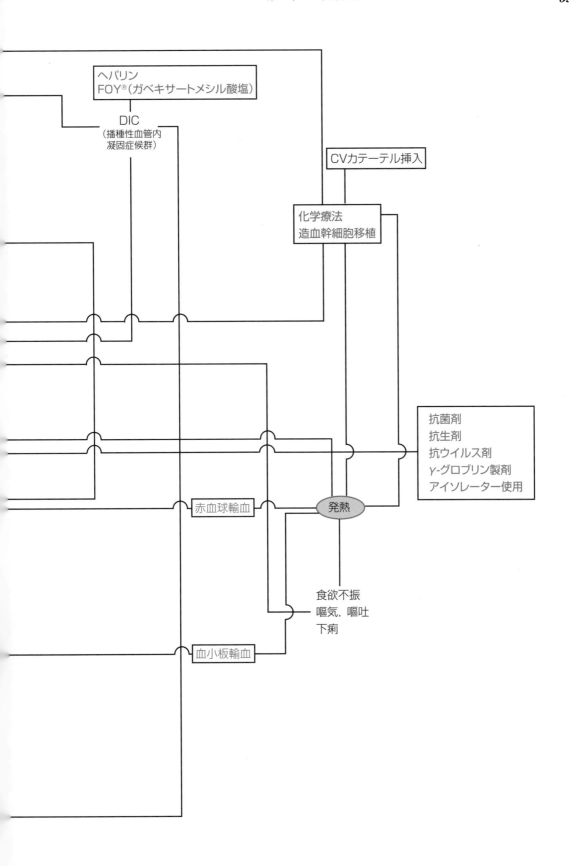

表 4.3　急性骨髄性白血病の情報収集の具体的内容（例）
〈症状・検査データ・治療内容・治療方針〉

白血病の状態	①症　状		骨痛の有無と程度，歯肉腫脹の有無と程度，腹部膨満（肝腫，脾腫），リンパ節腫脹の有無，部位，程度
	②検査データ		白血球数，血液像（骨髄および末梢血中）etc.
	③治　療		化学療法の有無と時期，内容，方法，副作用．骨髄移植の有無と時期，内容 ※薬物の種類や副作用の内容は具体的にリストアップしておくと観察しやすい
貧血状態	①症　状		顔色，めまい，ふらつき，倦怠感，動悸・頻脈，爪床色，食欲の有無と程度 etc.
	②検査データ		赤血球数，ヘモグロビン値，ヘマトクリット値 etc.
	③治　療		赤血球輸血の有無と量，時間 etc.
出血状態	①症　状		歯肉，皮膚・皮下，鼻からの出血の有無と程度，性器出血，血尿の有無と程度 etc.
	②検査データ		血小板数，出血時間 etc.
	③治　療		血小板輸血の有無と量，時間 etc.
易感染状態	①呼吸器感染	症　状	発熱，咳嗽，喀痰の有無と程度，ラ音の聴取の有無と部位，息苦しさの有無，血中ガス濃度 etc.
		検査データ	CRP 値，胸部 X 線 etc.
		治　療	抗生剤，抗菌剤，解熱剤の投与の有無と量，時間，O_2 吸入の有無と方法 etc.
	②尿路感染	症　状	残尿感，排尿時痛，頻尿（尿の回数），発熱，尿混濁
		検査データ	尿中細菌の有無と程度，尿中白血球数
		治　療	抗生剤，抗菌剤の投与の有無，方法
	③口腔内感染	症　状	口腔粘膜や舌の発赤，腫脹，疼痛の有無と程度，口腔内の違和感の有無
		治　療	抗生剤，抗菌剤の投与の有無，方法
	④肛門周囲炎	症　状	肛門部の疼痛，発赤，腫脹
		治　療	抗生剤，抗菌剤の投与の有無，方法
	⑤静脈注射部位の感染（CV カテーテル挿入部，末梢血管への針刺入部など）	症　状	針刺入部位の疼痛，発赤，腫脹，熱感の有無と程度，発熱
		検査データ	血液培養検査で細菌の検出 etc.
治療方針	①病気についての説明内容（本人・家族に対して）		
	②検査の予定（血液検査は何日おきか，骨髄検査（骨髄穿刺）の予定 etc.）		
	③治療計画（治療目標，すすめ方など）		

▲病理的状態の情報収集は，症状・検査データ・治療内容を関連づけて行うと分析にも役立ちます．

　以上の事前学習の方法は、あくまでも 1 例です。
　それでは実際に情報収集してみましょう！

5 看護過程を使った ヘンダーソン看護論の実践

第5章では，実際に看護過程を使って看護を行っていくときの学習のすすめ方を，急性骨髄性白血病で入院したAさんの事例により学びます．

本章の内容

Ⅰ　事　例

5月15日，急性骨髄性白血病と診断され入院した19歳の女子学生Aさんを，
5月16日（入院2日目）から，看護学生のNさんが受けもつことになりました．
Aさんに対して，看護過程を使ってヘンダーソンの考えに基づいた看護を行ってみましょう！

Aさんの事例は看護過程の各プロセスに合わせて次の順で展開例を示します．

1．情報収集，確認，分類・整理
　　1）3つの側面から情報収集，確認，分類・整理
　　・基本的欲求に影響を及ぼす常在条件
　　・基本的欲求を変容させる病理的状態
　　・基本的欲求の状態
　　2）Aさんの全体像（関連図）
　　3）基本的欲求の充足・未充足の判断
2．未充足状態と判断した基本的欲求の分析・解釈
3．看護問題の明確化
4．看護計画
5．実　施
6．評　価

※Aさんの事例で，未充足状態と判断した基本的欲求（ニード）のうち，《清潔》のニード，《環境》
　のニード，《コミュニケーション》のニード，《学習・発見・好奇心》のニードについては，仮に
　実施した場合の評価の例を示しました．
　　また《環境》のニード，《コミュニケーション》のニード,《学習・発見・好奇心》のニードについては，
　それぞれのプロセスをより理解するための詳しい解説を加えました．この展開の仕方を学習する
　ことで，ほかのニードの展開も理解できるようになると思います．

Ⅱ　看護過程を使ってヘンダーソン看護論を実践

1　情報収集，確認，分類・整理

1）3 つの側面から情報収集，確認，分類・整理

A さんについて，3 つの側面から情報収集，確認，分類・整理をします（表 5.1，5.2，5.3）.

表 5.1　情報の確認，分類・整理 1：基本的欲求に影響を及ぼす常在条件

年齢・社会的・文化的状態	氏　名	A　　　　様	性別 男・女	生年月日	20xx 年 x 月 x 日	年　齢	19 歳	
	住　所	○○×××　　（学生寮）　電話：00-000-0000						
	連絡先（続柄）氏名：○○××　　　（母親）　　　Tel：77-777-7777　　携帯：090-0000-0000							
	職　業	学生（看護短期大学 1 年生）			保険の種類	健康保険の被扶養者		
	家族構成							

〈家族構成の図〉
父 41 公務員　　母 40 専業主婦
患者Aさん 19 短期大学1年生（一人っ子）

基本的な記号
本人（二重線）　死亡　婚姻
男性（四角）
女性（丸）
子ども
※年齢は記号のなかに記入する.
婚姻は原則として男性が左，子どもは出生順に左から書く.

気質・感情の状態・一過性の気分（情報源）	・自分のことは何でも知っていないと気がすまない（本人より） ・心配性（母親より）

身体的ならびに知的能力	身体能力	身長：　158　cm　　　　　体重：　　48.0　kg
		血液型：　A 型・Rh（＋）
		アレルギー：　無・有（　　　　　　　　　　　　　　　　　）
		月経状態：順調　28 日型
		〈身体的機能の状態〉　／　〈装填器具・自助具使用の有無〉
		聴力：日常会話に支障はない　／　使用なし
		視力：左右とも　1.5　／　使用あり：眼鏡　コンタクトレンズ　義眼
		知覚（触覚・味覚・痛覚など）： 　通常の知覚あり　／　義歯　義肢　歩行器　杖　車いす
		言語：通常の日常会話ができる　／　ペースメーカー　人工肛門　人口膀胱
		運動能力： 　歩行，立つ，すわるなど 1 人でできる　／　かつら　その他（　　　　　　　）
		その他
	知的能力	天才的　ふつうの知力　ふつう以下の知力（　　　　　　　　　　　）

表 5.2　情報の確認，分類・整理 2：基本的欲求を変容させる病理的状態

診断名（または主訴） 急性骨髄性白血病		既往歴 なし
	受けもつまでの状態	受けもち後の状態
症状・検査データなど	20xx.5.15 朝，鼻出血あり（右側），ティッシュペーパーをつめて安静後，約 10 分で止血. 1 週間ほど前から全身倦怠感が強く，起立時にめまいあり，顔色不良を友人に指摘されていたため，5 月 15 日に来院，血液検査で白血病が疑われ，即日，骨髄検査を実施. その結果，急性骨髄性白血病と診断され，治療のため入院した. ［入院時の血液検査］ 　WBC　10,000/μL　　　RBC　250 万 /μL 　Hb　7.8 g/dL　　　　Ht　25.5 % 　PLT　　2.5 万 /μL ［末梢血液像］ 　幼若好中球（骨髄芽球 56%，前骨髄球 2%，骨髄球 1%， 　　後骨髄球 0%） 　成熟好中球（桿状核球 17%，分節核球 7%） 　好酸球 2%　好塩基球 0%　単球 5%　リンパ球 10% ［バイタルサイン］ 　T 37.1℃，P 100/ 分，R 22/ 分，Bp 98/60㎜ Hg	5/16（入院 2 日目）から受けもつ
治療方針・治療内容	1.　5/15　疾病の説明：本人と母親へ 　　　　　　　急性骨髄性白血病で入院治療が必要 2.　5/15　治療方針：化学療法で寛解状態をめざす 3.　治療内容： 　1）5/16　CV カテーテル留置（右内頸静脈） 　2）5/16 から化学療法開始 ①細胞外液補液　ラクテック®　500mL, 1 日 2 回 12 時間ごと ② IDR（イダルビシン）12 mg/m^2 ＋生食 100 mL 　（5/16 より 3 日間 30 分） ③ Ara-C（シタラビン）100 mg/m^2 ＋生食 500 mL 　（5/16 より 7 日間 24 時間） ④制吐剤　グラニセトロン　3mg/100mL　点滴静注バック 　（5/16 より 7 日間 15 分） 4.　食　事：加熱食 5.　安静度：クリーンルーム内（前室内のトイレ・洗面台まで 　　歩行可），入浴禁止（シャワー浴，清拭可）	

表5.3　情報の確認，分類・整理 3：基本的欲求の状態

基本的看護の構成要素	入院までの情報	入院後から受けもつまでの情報
正常に呼吸する		S：動くと息切れがするが，ゆっくり歩けば大丈夫． O：R 19/分（安静時）
適切に飲食する	S：主食はいつもご飯とパン，卵かけご飯，納豆，野菜サラダが大好き．	S：朝ご飯はおいしくなかった．吐き気はない． O：加熱食1/2摂取（朝食）
あらゆる排泄経路から排泄する	S：尿5〜8回/日 便1回/日	S：だるくてトイレに行くのがつらいので，水分をひかえている．残尿感はない． O：トイレで排泄，尿2〜3回/日
身体の位置を動かし，よい姿勢を保持する		S：ベッドから起きあがるだけでもつらい． O：動作緩慢，トイレ，洗面時の歩行はふらつきなし
睡眠と休息をとる	S：睡眠時間6時間以上，いつもよく眠れる．	S：病気のことが気になって昨晩はよく眠れなかった． O：安静度（前室内の洗面台・トイレのみ歩行可）
適切な衣類を選び着脱する	S：寝るときはパジャマ着用．	S：着替えは持ってきた． O：自分のパジャマ着用，着脱は自力でできる．
体温を生理的範囲内に維持する	S：平熱は36.5〜36.8℃	S：特に熱っぽい感じはない． O：T 37.0℃（5/16 午前6時）
身体を清潔に保ち，身だしなみを整え，皮膚を保護する	S：歯磨き1日4回（毎食後と寝る前）硬い歯ブラシ愛用． 入浴毎日，洗髪2日に1回．	S：髪が臭って気持ち悪い．だるくて3日間洗髪していない．昨日，入浴してきた． O：頭髪の臭気あり，入浴禁止
環境のさまざまな危険因子を避け他人を傷害しない	S：学校の寮に入っている（2人部屋）．同室者とはよい関係だ．	S：1人だと気楽だ．母親が週1回面会にくる予定． O：個室に入っている（高性能フィルターによる空調管理，病室内陽圧，前室にトイレ，洗面台あり）． 入室者(医療者,面会人)は手洗い,マスク着用している．くずかごはティッシュでいっぱいである．オーバーテーブル上にコップあり（飲み残しのお茶が入っている，蓋なし）．母親が面会にきている．
感情，欲求，恐怖，気分を表現して他者とコミュニケーションをもつ		S：主治医は気むずかしそうだ．白血病と診断された．今は治る病気だと説明されたけど，亡くなった人もいるから心配．これから抗がん剤を使った治療をすると，熱が出たり，吐き気がしたり，髪の毛が抜けたりするらしい．髪の毛が抜けるなんて嫌だな．寝ていると病気のことばかり考えてしまう． このまま退院できないのではないか． O：会話時，視線をあわせない．
信仰に従って礼拝する	S：特に信仰しているものはない．	
達成感をもたらすような仕事をする	O：看護学生（1年生）	S：学校の様子はどうか，入院していると，みんなにおいていかれてしまうのではないか． O：床頭台上に看護の教科書が置いてある．
遊び，レクリエーションに参加する	S：運動することは大好きだ．テニスが趣味で毎日やっていた．	S：今はだるくて何もやる気がしないけど，寝てばかりいるのも退屈だ．
"正常"な発達，健康を導くような学習をし，発見をし，好奇心を満足させる	S：今まで健康だったから，食べ物や運動など気にしたことがない．	S：これから治療が始まるのだけど，どんな方法でやるのかしら．まだ病気のことは習っていないので説明されてもわからないのではないか心配．どんなことに注意して生活していけばよいのかわからない．食べ物は病院食以外はだめなのかしら． O：質問する時は看護師の顔を見て話す．

2）Aさんの全体像

　前述の「基本的欲求に影響を及ぼす常在条件」「基本的欲求を変容させる病理的状態」「基本的欲求の状態」に関するデータから，あなたはAさんの全体像をどのようにとらえますか．全体像を図示してとらえていくと，情報の関連性がみえやすく，思考の整理もしやすい方法です．ただし全体

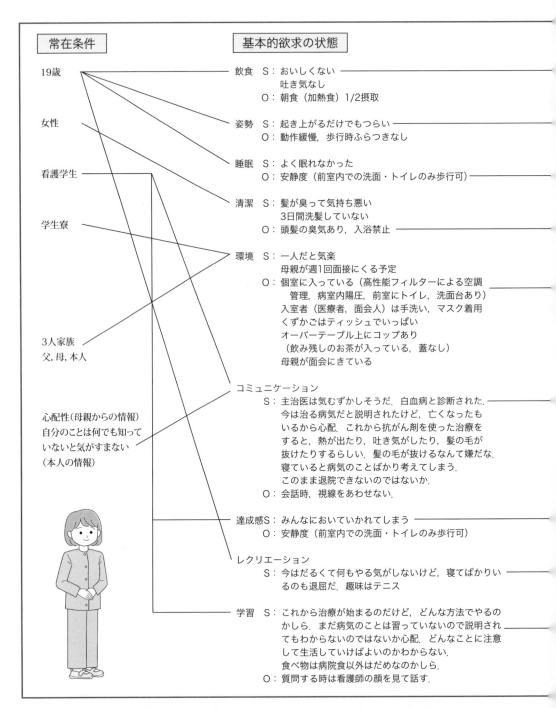

常在条件

19歳

女性

看護学生

学生寮

3人家族
父，母，本人

心配性（母親からの情報）
自分のことは何でも知って
いないと気がすまない
（本人の情報）

基本的欲求の状態

飲食　S：おいしくない
　　　　　吐き気なし
　　　　O：朝食（加熱食）1/2摂取

姿勢　S：起き上がるだけでもつらい
　　　　O：動作緩慢，歩行時ふらつきなし

睡眠　S：よく眠れなかった
　　　　O：安静度（前室内での洗面・トイレのみ歩行可）

清潔　S：髪が臭って気持ち悪い
　　　　　3日間洗髪していない
　　　　O：頭髪の臭気あり，入浴禁止

環境　S：一人だと気楽
　　　　　母親が週1回面接にくる予定
　　　　O：個室に入っている（高性能フィルターによる空調
　　　　　　管理，病室内陽圧，前室にトイレ，洗面台あり）
　　　　　入室者（医療者，面会人）は手洗い，マスク着用
　　　　　くずかごはティッシュでいっぱい
　　　　　オーバーテーブル上にコップあり
　　　　　（飲み残しのお茶が入っている，蓋なし）
　　　　　母親が面会にきている

コミュニケーション
　　　　S：主治医は気むずかしそうだ．白血病と診断された．
　　　　　今は治る病気だと説明されたけど，亡くなったも
　　　　　いるから心配．これから抗がん剤を使った治療を
　　　　　すると，熱が出たり，吐き気がしたり，髪の毛が
　　　　　抜けたりするらしい．髪の毛が抜けるなんて嫌だな．
　　　　　寝ていると病気のことばかり考えてしまう．
　　　　　このまま退院できないのではないか．
　　　　O：会話時，視線をあわせない．

達成感S：みんなにおいていかれてしまう
　　　　O：安静度（前室内での洗面・トイレのみ歩行可）

レクリエーション
　　　　S：今はだるくて何もやる気がしないけど，寝てばかりい
　　　　　るのも退屈だ．趣味はテニス

学習　S：これから治療が始まるのだけど，どんな方法でやるの
　　　　　かしら．まだ病気のことは習っていないので説明され
　　　　　てもわからないのではないか心配．どんなことに注意
　　　　　して生活していけばよいのかわからない．
　　　　　食べ物は病院食以外はだめなのかしら．
　　　　O：質問する時は看護師の顔を見て話す．

図5.1　Aさんの全体像（常在条件，基本的欲求の状態，病理的状態の関連）

像は書く目的や個人の思考の仕方によって図示の内容は異なります．図5.1 と図5.2 は，あくまで参考例です．

　図5.1 を注意深くながめてみましょう．何か（どこか）正常とは違う，健康生活からかけ離れている，などと感じるデータはありませんか．それを手がかりとして，基本的欲求の未充足の状態とその原因・誘因を論理的に説明できるようになることが必要です．

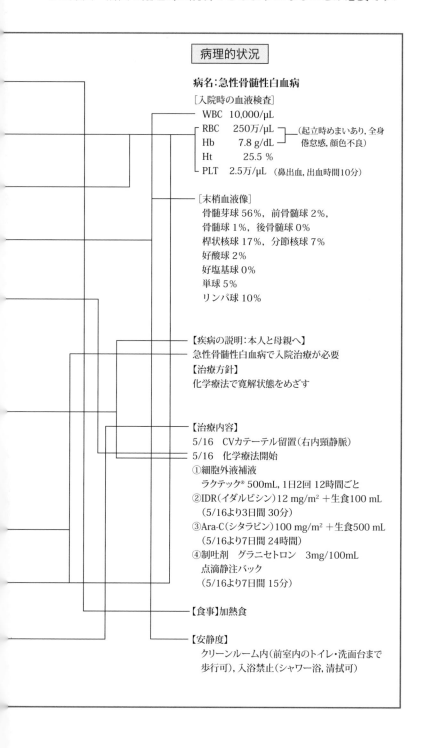

病理的状況

病名：急性骨髄性白血病
［入院時の血液検査］
WBC　10,000/μL
RBC　　250万/μL　┐（起立時めまいあり, 全身
Hb　　　7.8 g/dL　│　倦怠感, 顔色不良）
Ht　　　25.5 %　　│
PLT　2.5万/μL　（鼻出血, 出血時間10分）

［末梢血液像］
骨髄芽球 56％, 前骨髄球 2％,
骨髄球 1％, 後骨髄球 0％
桿状核球 17％, 分節核球 7％
好酸球 2％
好塩基球 0％
単球 5％
リンパ球 10％

【疾病の説明：本人と母親へ】
急性骨髄性白血病で入院治療が必要
【治療方針】
化学療法で寛解状態をめざす

【治療内容】
5/16　CVカテーテル留置（右内頸静脈）
5/16　化学療法開始
①細胞外液補液
　ラクテック® 500mL, 1日2回 12時間ごと
②IDR（イダルビシン）12 mg/m² ＋生食100 mL
　（5/16より3日間 30分）
③Ara-C（シタラビン）100 mg/m² ＋生食500 mL
　（5/16より7日間 24時間）
④制吐剤　グラニセトロン　3mg/100mL
　点滴静注バック
　（5/16より7日間 15分）

【食事】加熱食

【安静度】
クリーンルーム内（前室内のトイレ・洗面台まで
　歩行可）, 入浴禁止（シャワー浴, 清拭可）

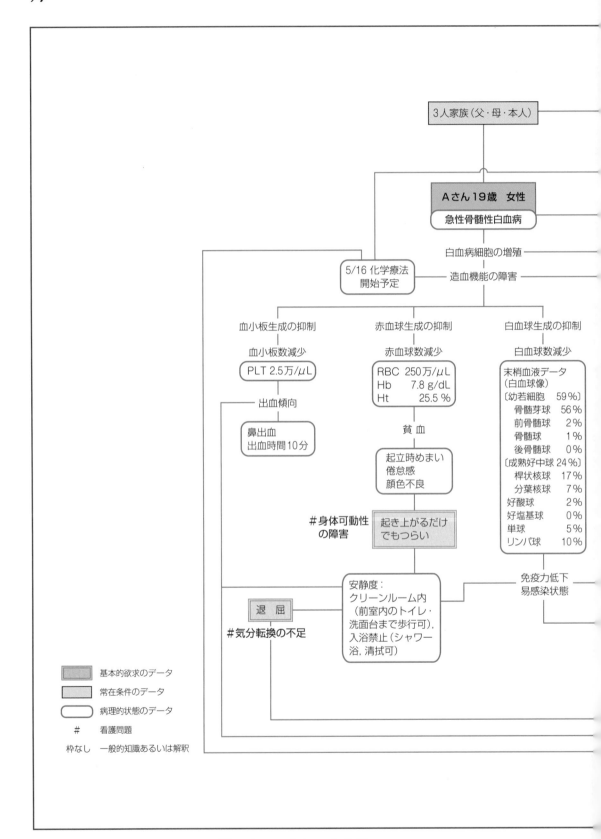

図5.2　Aさんの全体像

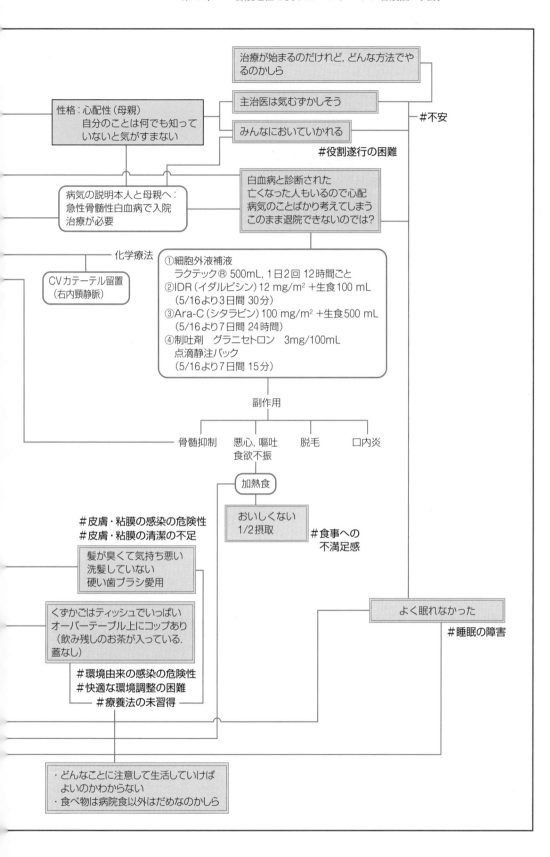

治療が始まるのだけれど, どんな方法でやるのかしら

主治医は気むずかしそう

みんなにおいていかれる

#不安

性格：心配性（母親）
自分のことは何でも知っていないと気がすまない

#役割遂行の困難

病気の説明本人と母親へ：
急性骨髄性白血病で入院
治療が必要

白血病と診断された
亡くなった人もいるので心配
病気のことばかり考えてしまう
このまま退院できないのでは?

化学療法

CVカテーテル留置
（右内頸静脈）

①細胞外液補液
　ラクテック® 500mL, 1日2回 12時間ごと
②IDR（イダルビシン）12 mg/m² ＋生食100 mL
　（5/16より3日間 30分）
③Ara-C（シタラビン）100 mg/m² ＋生食500 mL
　（5/16より7日間 24時間）
④制吐剤　グラニセトロン　3mg/100mL
　点滴静注バック
　（5/16より7日間 15分）

副作用

骨髄抑制　　悪心, 嘔吐　　脱毛　　口内炎
　　　　　　食欲不振

加熱食

おいしくない
1/2摂取

#食事への
不満足感

#皮膚・粘膜の感染の危険性
#皮膚・粘膜の清潔の不足

髪が臭くて気持ち悪い
洗髪していない
硬い歯ブラシ愛用

くずかごはティッシュでいっぱい
オーバーテーブル上にコップあり
（飲み残しのお茶が入っている.
蓋なし）

よく眠れなかった

#睡眠の障害

#環境由来の感染の危険性
#快適な環境調整の困難
#療養法の未習得

・どんなことに注意して生活していけば
　よいのかわからない
・食べ物は病院食以外はだめなのかしら

3) 基本的欲求の充足・未充足の判断

　Ａさんの全体像として，次のようなことに注目できましたでしょうか.

〈常在条件〉

　Ａさんは 19 歳の女性です. 現在，看護学生で寮生活を送っています. Ａ県出身で両親と本人の 3 人家族で，お母さんはＡさんの性格を "心配性" とみています. またＡさん自身は "自分のことは何でも知っていないと気がすまない性格" と言っています. アレルギー体質でもなく，身体的には聴覚，視覚などの機能障害はありません.

〈病理的状態〉

　血液検査，骨髄検査の結果，急性骨髄性白血病という診断がついています. Ａさんと母親には急性骨髄性白血病のため，入院し治療が必要であることが説明され，入院 2 日目からＣＶカテーテルが留置され，化学療法が開始されることになっています. 入院時の血液検査のデータをみますと，白血球数は増加していますが，末梢血液像では骨髄芽球が増加し，成熟好中球やリンパ球が減少していて易感染状態です. また貧血と出血傾向もあり，全身倦怠感や顔色不良がみられます.

〈基本的欲求の状態〉

　食事は加熱食を 1/2 しか摂取せず，おいしく食べられていません. また熟睡できず，起きあがるだけでもつらいと訴えています. 倦怠感のため洗髪していないということで，頭髪の臭気を不快に感じています. 高性能フィルターによる空調管理されたクリーンルームに入室していますが，くずかごはティッシュがいっぱいで，オーバーテーブル上には蓋のないコップに飲み残しのお茶が置いてあります. 主治医とのコミュニケーションや予後，治療の副作用，学校のことなどを心配しています. また，退屈さも感じているようです. 入院したばかりで，食事を含めこれからどんなことに注意して生活していったらよいのかわからないと言っています.

〈全体像から考えられること〉

　Ａさんは，19 歳の女性で，家族構成は両親との 3 人家族ですが，今は看護学生で寮生活を送り学習しています. 病気になる前は，身体的にも，知的にも特に障害はなく生活していました.

　しかし，急性骨髄性白血病で入院生活を余儀なくされ，入院 2 日目から化学療法が開始される予定になっています. 末梢の血液検査では，成熟好中球やリンパ球の減少がみられ易感染状態です. また貧血や出血傾向もあり，全身倦怠感を訴えています.

　Ａさんの基本的欲求の状態をみると，「適切に飲食する」「身体を動かし，よい姿勢の保持」「睡眠と休息をとる」「身体の清潔と皮膚の保護」「安全な環境」「コミュニケーション」「達成感」，「レクリエーション」「学習,発見,好奇心を満足させる」という欲求が充足していない状態です (表 5.4).

　これらのことから，充足していない欲求の原因・誘因を明らかにし，感染や出血，貧血状態を考慮して，基本的欲求が充足できるように援助する必要があります.

表 5.4　基本的欲求の充足・未充足の判断

基本的看護の構成要素	入院までの情報	入院後から受けもつまでの情報	充足・未充足の判断
正常に呼吸する		S：動くと息切れがするが，ゆっくり歩けば大丈夫． O：R 19/分（安静時）	充足
適切に飲食する	S：主食はいつもご飯とパン，卵かけご飯，納豆，野菜サラダが大好き．	S：朝ご飯はおいしくなかった．吐き気はない． O：加熱食1/2摂取（朝食）	未充足
あらゆる排泄経路から排泄する	S：尿5〜8回/日 便1回/日	S：だるくてトイレに行くのがつらいので，水分をひかえている．残尿感はない． O：トイレで排泄，尿2〜3回/日	充足
身体の位置を動かし，よい姿勢を保持する		S：ベッドから起きあがるだけでもつらい． O：動作緩慢，トイレ，洗面時の歩行はふらつきなし	未充足
睡眠と休息をとる	S：睡眠時間6時間以上，いつもよく眠れる．	S：病気のことが気になって昨晩はよく眠れなかった． O：安静度（前室内の洗面台・トイレのみ歩行可）	未充足
適切な衣類を選び着脱する	S：寝るときはパジャマ着用．	S：着替えは持ってきた． O：自分のパジャマ着用，着脱は自力でできる．	充足
体温を生理的範囲内に維持する	S：平熱は36.5〜36.8℃	S：特に熱っぽい感じはない． O：T 37.0℃（5/16 午前6時）	充足
身体を清潔に保ち，身だしなみを整え，皮膚を保護する	S：歯磨き1日4回（毎食後と寝る前）硬い歯ブラシ愛用．入浴毎日，洗髪2日に1回．	S：髪が臭って気持ち悪い．だるくて3日間洗髪していない．昨日，入浴してきた． O：頭髪の臭気あり，入浴禁止	未充足
環境のさまざまな危険因子を避け他人を傷害しない（安全な環境）	S：学校の寮に入っている（2人部屋）．同室者とはよい関係だ．	S：1人だと気楽だ．母親が週1回面会にくる予定． O：個室に入っている（高性能フィルターによる空調管理，病室内陽圧，前室にトイレ，洗面台あり）．入室者（医療者，面会人）は手洗い，マスク着用している． くずかごはティッシュでいっぱいである．オーバーテーブル上に，コップあり（飲み残しのお茶が入っている，蓋なし）．母親が面会にきている．	未充足
感情，欲求，恐怖，気分を表現して他者とコミュニケーションをもつ		S：主治医は気むずかしそうだ．白血病と診断された．今は治る病気だと説明されたけど，亡くなった人もいるから心配．これから抗がん剤を使った治療をすると，熱が出たり，吐き気がしたり，髪の毛が抜けたりするらしい．髪の毛が抜けるなんて嫌だな．寝ていると病気のことばかり考えてしまう．このまま退院できないのではないか． O：会話時，視線をあわせない．	未充足
信仰に従って礼拝する	S：特に信仰しているものはない．		充足
達成感をもたらすような仕事をする	O：看護学生（1年生）	S：学校の様子はどうか，入院していると，みんなにおいていかれてしまうのではないか． O：床頭台上に看護の教科書が置いてある．	未充足
遊び，レクリエーションに参加する	S：運動することは大好きだ．テニスが趣味で毎日やっていた．	S：今はだるくて何もやる気がしないけど，寝てばかりいるのも退屈だ．	未充足
"正常"な発達，健康を導くような学習をし，発見をし，好奇心を満足させる	S：今まで健康だったから，食べ物や運動など気にしたことがない．	S：これから治療が始まるのだけど，どんな方法でやるのかしら．まだ病気のことは習っていないので説明されてもわからないのではないか心配．どんなことに注意して生活していけばよいのかわからない．食べ物は病院食以外はだめなのかしら． O：質問する時は看護師の顔を見て話す．	未充足

2 未充足と判断した基本的欲求の分析・解釈から評価まで

1）適切に飲食する

情報の分析・解釈および看護問題の明確化

月日	分析に使用する情報	分析・解釈	看護問題の明確化
5/16	●分析する未充足のニードに関する情報 （適切に飲食する） S：朝ご飯はおいしくなかった． 　　入院前は主食はご飯とパンだった． 　　卵かけご飯，納豆，野菜サラダが好き． O：加熱食 1/2 摂取（朝食） ●未充足の原因・誘因を説明するために必要な情報 （病理的状態） O：（5/15） 　　① AML 　　② WBC　10,000/μL 　　［末梢血液像］ 　　　　幼若好中球（骨髄芽球 56%，前骨髄球 2%，骨髄球 1%，後骨髄球 0%） 　　　　好中球（桿状核球 17%，分節核球 7%） 　　　　好酸球 2%　好塩基球 0%　単球 5% 　　　　リンパ球 10% 　　③ 5/16 から化学療法開始予定． 　　④加熱食． 　　⑤疾病の説明（本人・母親へ） 　　・急性骨髄性白血病で入院治療が必要． 　　・化学療法で寛解状態をめざす． （常在条件） S：自分のことは何でも知っていないと気がすまない．心配性． O：① 19 歳　②女性　③看護学生 　　④身体機能の障害なし　⑤ふつうの知力 （コミュニケーション） S：白血病と診断された．治る病気だと説明されたけど，亡くなった人もいるから心配．これから抗がん剤を使って治療すると，熱が出たり，吐き気がしたり，髪の毛が抜けたりするらしい．髪の毛が抜けるなんて嫌だ．寝ていると病気のことばかり考えてしまう．このまま退院できないのではないか． （達成感） S：入院していると，みんなにおいていかれてしまう． （学習・発見・好奇心） S：これから治療が始まるのだけど，どんな方法でやるのか，説明されてもわからないのではないか心配．どんなことに注意して生活していけばよいのかわからない．食べ物は病院食以外はだめなのかしら．	①Aさんは常在条件の情報によると 19 歳の女性で知的能力はふつうで身体的能力に障害がないことから，Aさんの飲食の充足状態は，これまでの食生活にそって自力で必要な栄養が摂取でき，楽しく満足した食事がとれている状態である．しかし，病理的状態をみると治療として加熱食の指示がでている． 　したがってAさんの飲食の充足状態は，治療食である加熱食を全量摂取し必要な栄養がとれ，満足できている状態であるが，実際は「おいしくない」「1/2 摂取」という情報から，**食事への満足感がない**という未充足状態である． ②未充足状態の原因・誘因として第 1 に入院前の食生活は，パン，卵かけご飯，納豆，野菜サラダなど，好きなものを自由に食べていたが，加熱食となってしまったことから，好きなものを自由に食べられなくなったことがあげられる． 　第 2 に疾病やこれから行われる治療内容に対する不安や，将来に対する心配，入院したことでの学習の遅れなどが重なって食欲や満足感に影響を及ぼしていることが考えられる． 　加熱食になっている理由は，易感染状態となっているためである．易感染状態の原因は，貪食作用をもたない幼若好中球が増加（59%）し，成熟好中球が減少している（24%）こと，抗体を産生し免疫を司るリンパ球も減少していること（10%）が考えられる．生卵や納豆，生野菜は菌類が付着している可能性があり感染源となるので，加熱食となっている．納豆は加熱しても菌が芽胞をつくるので熱に強く死滅しない． ③以上のことから食事への不満足感という未充足の原因・誘因は，治療上の飲食の規制という体力の不足と心配や不安という意思力の不足である． ④加熱食でも工夫をし，おいしく食べられるようにすること，疾病や治療，将来への心配や不安を緩和し，食事への満足感が得られるように援助する必要がある．	#食事内容の変化，不安・心配に関連した食事への不満足感： ・加熱食 ・「おいしくなかった」という言葉

分析するニードの情報と原因・誘因を明らかにするために関連すると思われる情報をデータベースから集めてきます．

第 4 章 図 4.1 に示した情報の分析・解釈にそって考えます．さらに，ミニ関連図（後述 図 5.3）をつくって考えをまとめていくと原因・誘因が理解しやすくなります．

「ヘンダーソンの基本的看護に関する看護問題リスト一覧」（巻末参考資料 3）を活用します．

計画・立案，結果・評価		
期待される結果（目標）	計画・立案（具体的な援助方法）	結果・評価
5/18までに今より食事がおいしく食べられる	OP《原因・誘因の観察内容》 ①毎日，化学療法の状況，血液検査データ（白血球数，血液像）を確認する． 《期待される結果の観察内容》 ①配膳，下膳時に摂取量，摂取状況を観察する． TP ①患者の好みのもので，摂取可能なものはないか主治医，栄養士を交えて話し合い，可能な範囲内で調整する． ②食事前に室内の食卓（オーバーテーブル）の消毒，温度，湿度，明るさ，空調音，臭気を調節する． ③食器類は愛用の物（箸，茶碗など）を使いたい希望があれば，消毒し密閉したものを母親の面会時に持ってきてもらい使用する． ④疾病や治療に対する不安については，主治医に相談し対処する（具体的にはコミュニケーションの援助計画に準ずる）． ⑤将来への不安については，バイタルサイン測定時や援助時など，椅子にすわってゆったりした態度で話を聴く． ⑥倦怠感が強く，椅子にすわっての食事がつらいような場合は，ギャッチベッド（できる限り座位の角度に近い状態）で食事ができるように準備する． EP ①食べたいと思うものがないかどうかを聞き，あれば可能な範囲内で友人や母親に持ってきてもらうようにすすめる． ②食事時間に好きな音楽を聴くこと，家族や友人とモバイル・コミュニケーション（メールやズームで会話）しながら食事することも食欲につながるのではないかとすすめる．	

2) 身体の位置を動かし，よい姿勢を保持する

情報の分析・解釈および看護問題の明確化		
月日	分析に使用する情報	分析・解釈	看護問題の明確化

<table>
<tr><td>5/16</td><td>

●**分析する未充足のニードに関する情報**
（身体の移動・姿勢保持）
S：ベッドから起きあがるだけでもつらい．
O：動作緩慢，トイレ・洗面時の歩行はふらつきなし．

●**未充足の原因・誘因を説明するために必要な情報**
O：（5/15）
　① AML
　②［入院時の血液検査］
　　WBC 10,000/μL　RBC 250万/μL
　　Hb　7.8 g/dL　Ht　25.5 %
　　［末梢血液像］
　　幼若好中球（骨髄芽球56%，前骨髄球2%，骨髄球1%，後骨髄球0%）
　　成熟好中球（桿状核球17%，分節核球7%）
　　好酸球2%　好塩基球0%　単球5%
　　リンパ球10%
　③起立時めまいあり．
　④5/16　CVカテーテル留置予定．
　⑤5/16から化学療法開始予定．
　⑥安静度：クリーンルーム内のトイレ，洗面台まで歩行可．入浴禁止．

（常在条件）
O：①19歳　②女性　③看護学生
　④身体機能の障害なし．⑤ふつうの知力．

（遊び・レクリエーション）
S：今はだるくて何もやる気がしないけど，寝てばかりいるのも退屈だ．
　運動することは大好きだ．テニスが趣味で毎日やっていた．

</td><td>

①Aさんは常在条件の情報によると19歳の女性で，知的能力はふつうで身体的能力に障害はないことから，Aさんの身体の移動・姿勢保持のニードの充足状態は，自力で身体を動かし，よい姿勢を保持することができる状態である．
　しかし病理的状態をみると，全身倦怠感が強く，起立時めまいがあるので，自分が無理のない範囲で身体を動かし，よい姿勢を保持できることが充足状態である．
　これに対して実際の状態をみると，だるくてベッドから起きあがるだけでもつらい，トイレに行くのもつらいという言葉が聞かれ，動作が緩慢であることから充足状態と差があるので，**身体可動性の障害**という未充足状態である．

②未充足状態の原因・誘因は，病理的状態からくる全身倦怠感のためと考えられる．
　倦怠感の原因は，血液中のヘモグロビン（Hb）の減少（7.8 g/dL）により体内組織への酸素運搬能が低下したためと考えられる．AMLでは，白血病細胞（分化・成熟能力を失った幼若な細胞）の異常増殖により造血機能が障害され，赤血球（RBC）の生成が低下（RBC 250万/μL）し赤血球に含まれるHbも減少しているため，体内組織へ十分な酸素が運ばれず，倦怠感や起立時めまいがおこっていると考えられる．
　この倦怠感は，本日から開始される化学療法の副作用によっても起こることが予測されるので，倦怠感がさらに強くなり動くことがつらくなるのではないかと思われる．

③以上のことから身体可動性の障害の原因・誘因は倦怠感という体力の不足と考えられる．

④Aさんは19歳で身体機能に障害はなく，運動することは大好きと言っていること，洗面・トイレは歩行可の安静度であることから，希望を取り入れながら，自力での動きやよい姿勢への援助をする必要がある．この時，倦怠感が増強しないように動きや転倒に留意する．

</td><td>

#倦怠感に関連した身体可動性の障害：
・起きあがるだけでもつらい
・動作緩慢

</td></tr>
</table>

計画・立案，結果・評価		
期待される結果（目標）	計画・立案（具体的な援助方法）	結果・評価
5/22 までにつらくない動きや姿勢を自力で保持できる	OP《原因・誘因の観察内容》 ①訪室時，倦怠感の有無と程度，動作の状態を観察する． ②トイレ・洗面時，ふらつきがないか観察する． 《期待される結果の観察内容》 ①起きあがる時，座位時，立位時，歩行時に姿勢の不安定感や転倒の危険などの不安感がないか聞く． TP ①動作時，不安感を訴えている時やふらつきが見られる時は介助する． ②歩行時に倦怠感が強い時は，トイレや洗面台までの距離の途中に椅子を置き，休憩しながら往復できるようにする． ③洗面時は椅子を準備し，座ってできるようにする． ④環境整備時や訪室時，ベッド臥床状態で必要な日用品は，患者の希望を聞きながら，あまり動かなくてもよいような位置に配置する． ⑤訪室時，患者の希望するところに安楽枕を使用して楽な姿勢にする． ⑥訪室時，ギャッチベッドを操作して，患者の希望する楽な姿勢にする． ⑦訪室時，希望の部位を聞きながらマッサージする． ⑧事前に主治医と相談したうえで，治療がすすんで病状が改善されると倦怠感も緩和するということを援助時に話す． EP ①援助時，トイレや洗面がつらい時はベッド上やベッドサイドでもできることを説明する．	

3）睡眠と休息をとる

情報の分析・解釈および看護問題の明確化			
月日	分析に使用する情報	分析・解釈	看護問題の明確化
5/16	●**分析する未充足のニードに関する情報** （睡眠・休息） S：病気のことが気になって昨晩はよく眠れなかった． ●**未充足の原因・誘因を説明するために必要な情報** （病理的状態） O：① AML ②5/16　CVカテーテル留置予定． ③5/16から化学療法開始予定． ④クリーンルーム内，前室内のトイレ・洗面台まで歩行可，入浴禁止の指示． ⑤疾病の説明（本人・母親へ） ・急性骨髄性白血病で入院治療が必要． ・化学療法で寛解状態をめざす． （常在条件） S：自分のことは何でも知っていないと気がすまない．心配性． O：①19歳　②女性　③看護学生 ④身体機能の障害なし　⑤ふつうの知力 （安全な環境） O：個室に入っている（高性能フィルターによる空調管理，病室内陽圧，前室にトイレ，洗面台あり）． 入室者は手洗い，マスク着用． （コミュニケーション） S：主治医は気むずかしそうだ．白血病と診断された．今は治る病気だと説明されたけど，亡くなった人もいるから心配．これから抗がん剤を使った治療をすると，熱が出たり，吐き気がしたり，髪の毛が抜けたりするらしい．髪の毛が抜けるなんて嫌だ．寝ていると病気のことばかり考えてしまう．このまま退院できないのではないか． （達成感） S：入院していると，みんなにおいていかれてしまう． （学習・発見・好奇心） S：これから治療が始まるのだけど，どんな方法でやるのか，説明されてもわからないのではないか心配．どんなことに注意して生活していけばよいのかわからない．食べ物は病院食以外はだめなのかしら．	①Aさんは常在条件の情報によると19歳の女性で，知的能力はふつうで身体的能力に障害はないことから，Aさんの睡眠・休息のニードの充足状態は，好きな運動などを行うことによってストレスや緊張感からの解放があり，休息や睡眠が自然にとれている状態である． 　しかし病理的状態をみると，空調管理された個室に入院し，洗面・トイレのみ歩行可という活動制限がある． 　したがってAさんの睡眠・休息のニードの充足状態は活動制限のある入院生活の中でも，ストレスや緊張感からの解放があり，病気回復に必要な休息や睡眠がとれている状態である． 　これに対して現在の睡眠，休息の状態をみると，よく眠れなかったという言葉が聞かれていることから，充足状態と差があるので，**睡眠障害**という未充足状態である． ②未充足状態の原因・誘因は，白血病の治療のために空調管理されている個室に入院して1日目だったことから，環境に不慣れであること，また，性格的にも心配性であるという情報から，今日から予定されている治療や今後の入院生活の仕方，学校生活における学習の遅れなどの不安がありよく眠れなかったのではないかと考えられる． ③以上のことから睡眠障害の原因・誘因は環境への不慣れという体力の不足と，不安という意思力の不足と考えられる． ④睡眠障害が続くと体力が消耗するばかりではなく，闘病意欲も低下することにつながるので，できるだけ早く入院生活に適応できるようにし，疾病や治療，学業などの不安を緩和して，良眠できるように援助する必要がある．	#環境への不慣れや不安に関連した睡眠の障害： ・個室に入院 ・「よく眠れなかった」という言葉

計画・立案，結果・評価		
期待される結果（目標）	計画・立案（具体的な援助方法）	結果・評価
5/18 までに「よく眠れた」という言葉が聞かれる	**OP《原因・誘因の観察内容》** ①訪室時，病室内の温度，湿度，換気，騒音の有無，採光など睡眠に影響していないか聞く． ②援助時，病室の構造や設備などについて，入院生活するうえで不安や心配なことはないか聞く． ③援助時，疾病や，治療に関して不安な言動がみられないか観察する． ④援助時，医療者に対して恐れや気兼ねをしている言動がみられないか観察する． **《期待される結果の観察内容》** ①夜間の睡眠状態や表情を観察し，熟睡感があるかどうかを聞く ②入眠前に刺激になるようなもの（コーヒー，紅茶など）を飲用していないか観察する **TP** ①訪室時，病室内の温度，湿度，換気，騒音，採光などに対する患者の意見を聞きながら調節する． ②病室の構造や設備などについて，不安や心配なことがある場合は，口頭で，もしくは行動をともにしながら説明する． ③疾病，治療に対する不安については主治医に相談し説明してもらう（コミュニケーションの援助計画に準ずる）．この時，患者が話しにくそうであったら，主治医と相談し同席する． ④学業に対する不安については，面会時間終了後から就寝前の患者がひとりになる時間帯に，倦怠感の様子をみながら椅子にすわってゆっくり患者の気持ちを聴く（今後の学生生活に対する気持ちなど）． 　この時は，患者の興味や関心のありそうなテニスや故郷の話題をとり入れながら，また状態が落ち着いてきたら一緒に学習できることなども話す． ⑤毎日，倦怠感の様子をみながら就寝前に座位で足浴を行う． ⑥CV カテーテルが留置された場合は，就寝中は適時，訪室し，折れ曲がったり，絡まって抜けたりしないように注意するので安心して入眠するように言う． **EP** ①就寝前に静かな音楽を聴いたり，好みのタオルを枕カバーにすることや温かい飲み物（殺菌した湯）も良眠につながるのではないかとすすめる．	

4）身体を清潔に保ち，身だしなみを整え，皮膚を保護する

情報の分析・解釈および看護問題の明確化			
月日	分析に使用する情報	分析・解釈	看護問題の明確化
5/16	●分析する未充足のニードに関する情報 （清潔） S：髪が臭って気持ち悪い． 　　だるくて3日間洗髪していない． 　　入院前は毎日入浴，洗髪は2日に1回． O：頭髪に臭気あり，入浴禁止になっている． ●未充足の原因・誘因を説明するために必要な情報 （病理的状態） O：（5/15） 　①AML 　②［入院時の血液検査］ 　　WBC 10,000/μL　RBC 250万/μL 　　Hb　7.8 g/dL　Ht　25.5％ 　　PLT　2.5万/μL 　　［末梢血液像］ 　　幼若好中球（骨髄芽球56%，前骨髄球2%，骨髄球1%，後骨髄球0%） 　　成熟好中球（桿状核球17%，分節核球7%） 　　好酸球2%　好塩基球0%　単球5% 　　リンパ球10% 　③鼻出血あり，10分で止血． 　　起立時めまいあり，顔色不良． 　④5/16　CVカテーテル留置予定． 　⑤5/16から化学療法開始予定． 　⑥安静度：クリーンルーム内のトイレ，洗面台まで歩行可．入浴禁止． （常在条件） S：自分のことは何でも知っていないと気がすまない．心配性． O：①19歳　②女性　③看護学生 　　④身体機能の障害なし．⑤ふつうの知力． （身体の移動・姿勢保持） S：ベッドから起きあがるだけでもつらい． O：動作緩慢，トイレ・洗面時の歩行はふらつきなし． （コミュニケーション） S：主治医は気むずかしそうだ．白血病と診断された．今は治る病気だと説明されたけど，亡くなった人もいるから心配．これから抗がん剤を使った治療をすると，熱が出たり，吐き気がしたり，髪の毛が抜けたりするらしい．髪の毛が抜けるなんて嫌だ．寝ていると病気のことばかり考えてしまう．このまま退院できないのではないか．	①Aさんは常在条件の情報によると19歳の女性で，知的能力はふつうで身体的能力に障害はなく，毎日入浴していたということから，Aさんの清潔のニードの充足状態は，自力で全身の皮膚・粘膜の清潔を保持し，清潔の基準を保ち，身だしなみが整っている状態である． 　しかし病理的状態をみると，治療上の活動制限があり，倦怠感が強く，自力で清潔行動がとれない状態である．さらに免疫力が低下し易感染状態ある． 　したがってAさんの充足状態は他者の援助を受けて清潔が保持され身だしなみが整っていること，および，皮膚や粘膜に感染を受けない程度の清潔の基準が保たれている状態である． 　これに対し現在の実際の状態は，頭髪の汚れや不快感の訴えがあり清潔が不足している．また，免疫力が低下し感染の危険性もあるので**皮膚・粘膜の清潔の不足と皮膚・粘膜の感染の危険性**という未充足状態である． ②未充足状態の原因・誘因として次のことが考えられる． ・第1に起きあがるのもつらいというほどの倦怠感のために自力で清潔が保持できないことがあげられる．倦怠感の原因は，血液中のヘモグロビン（Hb）の減少（7.8 g/dL）により体内組織への酸素運搬能が低下したためと考えられる．AMLでは，白血病細胞（分化・成熟能力を失った幼若な細胞）の異常増殖により造血機能が障害され，赤血球（RBC）の生成が低下し赤血球に含まれるHbも減少しているため，体内組織へ十分な酸素が運ばれず，倦怠感がおこっていると考えられる． ・第2に安静度が入浴禁止となっているため自力で清潔が保持できなかったことがあげられる．入浴禁止となっている原因は，易感染状態となっているためである．易感染状態の原因は，貪食作用をもたない幼若好中球が増加（59%）し，成熟好中球が減少している（24%）こと，抗体を産生し免疫を司るリンパ球も減少していること（10%）が考えられる．入浴禁止以外でも活動制限があるのは，倦怠感の原因で述べたように血液中のHbの減少により組織への酸素供給が低下していると考えられるので酸素消費量を減らすためである．さらに，血小板（PLT）の減少（2.5万/μL）による出血予防が考えられる．通常血小板数は5万/μL以下になると出血傾	#1 倦怠感と治療上の活動制限に関連した皮膚・粘膜の清潔の不足： ・入浴禁止 ・頭髪の臭気 #4 免疫力の低下に関連した皮膚・粘膜の感染の危険性： ・疾病および化学療法による免疫力低下

（86ページへつづく）

看護問題の優先順位は第5章 p.114～115を参照．

計画・立案，結果・評価			
期待される結果（目標）	計画・立案（具体的な援助方法）	結果・評価	評価日
#1 1．5/18 まで毎日身体の皮膚・粘膜の清潔が保持されている（悪臭，汚垢，湿潤，乾燥，発汗がない状態） 2．5/17 までに身体の皮膚・粘膜の不快感が消失する（さっぱりしたということばが聞かれる） #4 1．5/22 までに以下の感染の徴候がみられない ・口腔内感染 　（口腔内の違和感，口内粘膜と舌の発赤，腫脹，疼痛） ・皮膚感染 　（発赤，腫脹，疼痛） ・肛門周囲炎 　（発赤，腫脹，疼痛） ・尿路感染 　（残尿感，排尿時痛，頻尿，尿混濁，尿中細菌，尿中白血球） ・CV カテーテル挿入部の感染 　（発赤，腫脹，疼痛，熱感，発熱） 2．5/22 まで毎日，以下の部位の清潔が保持されている ・口腔 ・陰部，肛門部 ・CV カテーテル挿入部	OP《原因・誘因の観察内容》 ①援助時，患者の言動から倦怠感の有無と程度を観察する． ②毎日，安静度の内容を確認する． ③検査時，RBC，Hb，PLT，出血時間のデータを確認する． ④援助時，皮下出血，鼻出血の有無，月経血の状態を観察する． ⑤薬物療法（化学療法）の投与状況を指示書で観察する． 《期待される結果の観察内容》 ①訪室時，頭髪，全身の皮膚，爪の清潔度，臭気，不快感，瘙痒感，湿潤や乾燥の有無を観察する． ②洗髪時，脱毛の有無や程度を観察する． TP ①頭髪 ・2日に1回，前室で洗髪する（洗髪車，洗髪用椅子を使用し，顔面に汚水がかからないように上体を少し起こした仰臥の姿勢で行う，この時，頭部を振動させないように留意して行う）． ・洗髪時に脱毛の状態をみながら，Aさんの目に触れないようにペーパーバッグなどで処理する． ②体幹・四肢 　毎日，全身清拭を行う（Aさんの希望と倦怠感を考慮して，ベッド臥床のまま，または座位で．足浴はトイレへの歩行後，前室で椅子にすわって行う）． ③顔，口腔 　朝，夕の洗顔，歯磨きは，倦怠感が強く洗面台まで歩行困難の場合は，ベッドサイドで介助する． ④爪 　爪切りは患者の希望を聞き適宜介助する． EP ①援助時，洗面台やベッド柵にぶつからないように，急激に起きあがらないように説明する． ②爪切り時は深爪にならないように説明する． OP《原因・誘因の観察内容》 ①検査時，血液検査，血液像でWBC，好中球，リンパ球，化学療法の投与状況を観察する． 《期待される結果の観察内容》 （口腔） ①訪室時，口内の違和感の有無，発赤・腫脹・疼痛の有無，口腔内の清潔状態（口臭や舌苔の有無）を観察する． ②歯磨きは毎食後と寝る前に行われているか観察する． （陰部，肛門部） ③清拭時に肛門部の疼痛の有無を観察する． ④清拭時に肛門部や陰部の清潔を自分で行えるか否か，ウォシュレット®を使用しているかを聞く． ⑤訪室時，残尿感，排尿時痛，尿意頻数の有無を聞き，随時，尿混濁，尿検査データ（尿中白血球の有無，尿中細菌の有無）	#1 S：さっぱりした．髪が気になって落ち着かなかったがこれで安心した．瘙痒感なし，口内はさっぱりしている，だるいのは続いている． O：皮膚は乾燥し汚垢なし，頭髪の悪臭，口臭なし，動作緩慢，安静度，継続． （5/17） RBC 245 万 /μL Hb 7.6g/dL Ht 25.3% S, O データより期待される結果1，2は達成している．しかし，倦怠感が続き，安静度も入院時から変化していないので#1は継続している．引き続き全身の清潔への援助が必要である． OP TP　｝続行 EP #4 S：口内違和感なし，排尿時痛なし，残尿感なし，尿の混濁はない．排尿回数6回/日，下痢はしていない，肛門部痛なし，ウォシュレット®は毎日使っている．カテーテル挿入部の痒み，痛みはない．すごくだるい O：口腔内の汚れ，口臭なし，陰部，肛門部の臭気なし，カテーテル挿入部の濡れ，ドレッシング材の剥がれなし，採血部，カテーテル挿入部の皮膚に発赤，腫脹なし．	5/18 5/22

（87 ページへつづく）

（清潔：84 ページからのつづき）

情報の分析・解釈および看護問題の明確化

月日	分析に使用する情報	分析・解釈	看護問題の明確化
		向を示すとされている．Aさんは 2.5 万 /μL と減少していて，入院日の朝に鼻出血があり，出血時間が延長（10 分）している．このことから出血予防のためにも活動が制限されていると考えられる．	

分析・解釈欄の続き：

・皮膚・粘膜の感染の危険性の原因・誘因は，前述したように免疫力の低下にともなう易感染状態であるからと考えられる．このため，健康時の基準よりも，より清潔を保持しないと，常在菌の多い口腔内や肛門部の感染の危険がある．また，Aさんは女性であることから，解剖学的に陰部が不潔になりやすく，尿道が短いので尿路感染の危険や，CV カテーテルが留置される予定であることから，挿入部からの感染の危険がある．

　これらの未充足の原因・誘因になっている倦怠感や易感染状態，貧血，出血傾向は，本日（5/16）から開始される予定になっている化学療法の副作用によって，骨髄抑制が起こることからも引き起こされることが予測される．

③以上のことから皮膚・粘膜の清潔の不足の原因・誘因は倦怠感や治療上の活動制限という体力の不足であり，皮膚・粘膜の感染の危険性の原因・誘因は免疫力の低下による易感染という体力の不足である．

④Aさんが 19 歳の女性であること，入院前は毎日入浴していたこと，心配性ということを考えると，不快感がより強く，清潔に対する欲求は強いと考えられる

　したがって，活動制限の範囲内で出血予防，倦怠感を考慮しながら全身の清潔を保持する必要がある．

　また，常在菌の多い口腔内，肛門部や陰部，これから行われる CV カテーテル挿入部は，今まで以上に清潔を保持し感染予防につとめる必要がある．

（清潔：85 ページからのつづき）

計画・立案, 結果・評価			
期待される結果（目標）	計画・立案（具体的な援助方法）	結果・評価	評価日
	を観察する. ⑥消毒時, 挿入部の発赤, 腫脹, 疼痛, 熱感の有無を観察する. ⑦援助時, 挿入部位の濡れや汚染の有無を観察する. ⑧VS 測定（6 時, 10 時, 14 時, 20 時）. TP ①口腔 　洗面時の歩行が辛いような時は洗面の介助をする（1日4回歯磨きや含嗽ができるように物品をオーバーテーブルに準備し, 実施後, 始末する）. ②皮膚（CV カテーテル挿入部, 採血時の針刺入部） ・採血時の針刺入部位は消毒用アルコールや 0.5% クロルヘキシジンアルコールで消毒する. ・CV カテーテル挿入部は週 1 回, 滅菌透明ドレッシング材交換時に 0.5% クロルヘキシジンアルコール（またはポピドンヨード）で消毒する. ・CV カテーテル留置後の洗髪時は, 滅菌透明ドレッシング材部をさらに滅菌フィルムなどでガードし濡らさないようにする. ・輸液ラインおよび接続部を濡らさないようにし, 接続時は消毒用アルコールで消毒する. ③陰部, 肛門部 　排泄時はウォシュレット® を使用することをすすめる. EP ①免疫力が低下し感染し易やすくなっているので, 全身の清潔が大切であること. 特に口腔内, 陰部, 肛門部は常在菌との関係で感染しやすいので, より清潔にする必要があることを援助時に説明する. ②倦怠感が強く, トイレ・洗面台までの歩行がつらいような場合は, ベッドサイドでできることを説明する.	(5/21) 尿細菌検査（−） 尿沈渣　白血球 3 個 /HPF (5/22) WBC 8,000/μL, RBC 230 万 /μL PLT 2.3 万 /μL ［末梢血液像］: 幼若好中球 41%（骨髄芽球 40%, 前骨髄球 1%, 骨髄球 0%） 成熟好中球 15%（桿状核球 10%, 分節核球 5%） 好酸球 0%　好塩基球 0% 単球 7%　リンパ球 37% (5/16 〜 5/22) T=37.2℃〜 36.7℃ 以上のことから, 口腔, 陰部, 肛門部, CV カテーテル挿入部の清潔は保持され, 口内炎, 皮膚感染, 尿路感染, 肛門周囲炎の徴候はみられていないので, 感染は予防できている. しかし化学療法が開始されて 7 日目である 5/22 の検査データをみると, 幼若好中球がみられ, 成熟好中球が減少してきており, これからも骨髄抑制が続くことが予測される. したがって易感染状態は続くので問題は継続している. 引き続き感染しやすい部位の清潔を保持し感染予防に努める必要がある. OP TP ｝続行 EP	

5）環境のさまざまな危険因子を避け，また他人を傷害しないようにする

	情報の分析・解釈および看護問題の明確化		
月日	分析に使用する情報	分析・解釈	看護問題の明確化
5/16	●**分析する未充足のニードに関する情報** （安全な環境） S：一人だと気楽だ．母親が週1回面会にくる予定だ． O：個室に入っている（高性能フィルターによる空調管理，病室内陽圧，前室にトイレ，洗面台あり）． 　入室者は手洗い，マスク着用． 　くずかごはティッシュでいっぱいである． 　オーバーテーブル上にコップあり（飲み残しのお茶が入っている，蓋なし）． ●**未充足の原因・誘因を説明するために必要な情報** （病理的状態） O：（5/15） 　①AML 　②［入院時の血液検査］ 　　WBC 10,000/μL　RBC 250万/μL 　　Hb 7.8 g/dL　　Ht 25.5 % 　　PLT 2.5万/μL 　　［末梢血液像］ 　　幼若好中球（骨髄芽球56%，前骨髄球2%，骨髄球1%，後骨髄球0%） 　　成熟好中球（桿状核球17%，分節核球7%） 　　好酸球2%　好塩基球0%　単球5% 　　リンパ球10% 　③全身倦怠感，起立時めまいあり，顔色不良，鼻出血． 　④5/16　CVカテーテル留置予定． 　⑤5/16から化学療法開始予定． 　⑥安静度：クリーンルーム内のトイレ，洗面台まで歩行可．入浴禁止． 　⑦疾病の説明（本人・母親へ） 　・急性骨髄性白血病で入院治療が必要． 　・化学療法で寛解状態をめざす． （常在条件） S：自分のことは何でも知っていないと気がすまない．心配性． O：①19歳　②女性　③看護学生 　④身体機能の障害なし　⑤ふつうの知力 （身体の移動・姿勢保持） S：ベッドから起きあがるだけでもつらい． O：動作緩慢，トイレ・洗面時の歩行はふらつきなし．	①Aさんは常在条件の情報によると19歳の女性で知的能力はふつう，身体的能力は障害がないので，環境のニードの充足状態は，自分の環境を自由に調節でき，快適な環境になっていることであり，周囲に事故や感染の危険因子がなく安全な環境で生活できる状態である．また知らずに他人に害を与えない環境である． 　しかし病理的状態をみると，易感染状態であり，倦怠感や治療上の活動制限があるので，自分で快適な環境調整ができない状態である． 　したがってAさんの充足状態は，他者の援助によって，快適で感染や事故などが起こらない環境に調整し，知らずに他人に害を与えない環境で生活できる状態である． 　これに対し現在の状態は，空調管理された清潔度の高い個室に入っているにもかかわらず，くずかごがティッシュでいっぱいであり，オーバーテーブル上に飲み残しのお茶が入った蓋のないコップが置いてあるという情報から，環境のニードは，**快適な環境調整の困難と環境由来の感染の危険性**という未充足状態である． ②未充足状態の原因・誘因として次のことが考えられる． ・第1に起きあがるのもつらいというほどの倦怠感のために自力で環境調整ができないことがあげられる．倦怠感の原因は，血液中Hbの減少（7.8 g/dL）により体内組織へのO$_2$運搬能が低下したためと考えられる．AMLでは，白血病細胞（分化・成熟能力を失った幼若な細胞）の異常増殖により造血機能が障害され，RBCの生成が低下し赤血球に含まれるHbも減少しているため，体内組織へ十分なO$_2$が運ばれず，倦怠感がおこっていると考えられる． ・第2に空調管理された清潔度の高い個室に入っており，入室時の物品や日用品などの制限，面会人の人数や時間も制限されることから，入院前までのように自分の好みにあった快適な環境がつくれないことが考えられる． 　このような病室環境になっている理由は易感染状態となっているためである．易感染状態となっている原因は，貪食作用をもたない幼若好中球が59%を占めていて，成熟好中球が減少している（桿状核球17%，分節核球7%）こと，抗体を産生し免疫を司るリンパ球も減少している（10%）ことが考えられる． 　さらに造血機能の障害によりPLT数が減少（2.5万/μL）し，鼻出血もみられることから　動作に留意して行動する必要がある．	#3 倦怠感と治療上の活動制限に関連した快適な環境調整の困難： ・全身倦怠感 ・ベッド周囲の不潔な物品 ・クリーンルーム入室 #2 免疫力の低下に関連した環境由来の感染の危険性： ・幼若好中球の増加 ・成熟好中球，リンパ球の減少

（90ページへつづく）

計画・立案，結果・評価			
期待される結果（目標）	計画・立案（具体的な援助方法）	結果・評価	評価日
#3 1. 5/22までに毎日，ベッドおよびベッド周囲が使いやすく気持ちのよい状態になっている（ゴミ・ほこりがない，清潔で乾燥したリネン，自分の思う所に物品が配置されている）	OP《原因・誘因の観察内容》 ①援助時，患者の言動から倦怠感の有無と程度を観察する． ②毎日，安静度の内容を確認する． ③検査時，RBC，Hb，PLTのデータを確認する． ④化学療法の投与状況を観察する． 《期待される結果の観察内容》 ①訪室時，患者の好みの場所に物品が配置されているか，言動を観察する． ②朝の病床整備時，および訪室時，ベッドとベッド周囲の物品が乾燥し清潔になっているかを観察する． TP ①毎朝，患者には前室の椅子にマスク着用しすわっていてもらい病床整備を行う． ・生活用品の配置は患者に確認しながら行う． ・空調を低速運転から高速運転にして行う．終了後は低速運転にする． ・ほこりをたてないように粘着ローラーテープを使用し，毛髪，皮膚の落屑，ほこりを除去しながらリネンの換気をする． ・私物のコップ，歯ブラシなどは倦怠感が強い場合は洗浄し乾燥する ②週1回リネン交換する．汚染された場合は随時交換する． EP ①援助時，倦怠感が強いようであれば，使用した私物のコップや歯ブラシを洗浄し乾燥する介助をすることを話す．	#3 S：起きて前室まで行きすわっています． 自分でベッドを掃除できるといいんだけど．物は使いやすい位置にあります． 相変わらずだるい． O：ベッド周囲に汚れ物なし．床頭台，ベッド柵にほこりなし．リネンのシワ，汚れなし．リネン類は乾燥している．安静度：5/16と同じ． (5/22) RBC 230万/μL Hb 6.6g/dL PLT 2.3万/μL S，Oデータから目標は達成している．しかし，Hb値が低下し倦怠感，活動制限が続いているので問題は継続．Sデータより自分でできないもどかしさがあると思われるので，患者の気持ちを配慮しながら，引き続き環境調整の援助をする必要がある． OP TP 〕続行 EP	5/22
#2 1. 5/22までに毎日，感染源がない環境で生活できる（リネン類は乾燥し，汚れがない，濡れた物品，汚れた物品がベッド周囲にない，風邪を引いている人の面会がない） 2. 5/22までに呼吸器感染の徴候がみられない（咳嗽，発熱，喀痰，息苦しさ，ラ音聴取，CRP値の上昇，SpO₂の低下）	OP《原因・誘因の観察内容》 ①検査時，血液検査，血液像でWBC，好中球，リンパ球，化学療法の投与状況を観察する． 《期待される結果の観察内容》 ①訪室時，くずかごの状態，ベッドおよび周囲のほこり，ベッドリネンの湿り気や汚染，濡れたままや汚れたタオル，コップなどの有無，私物のコップ，スプーンはプラスチック製かなどを観察する． ②面会時，風邪をひいている人の面会の有無，患者および面会者のマスク着用の有無，面会時間の延長の有無を観察する． ③訪室時，上気道炎や肺炎の徴候の有無を観察する（咽頭痛，頭痛，咳嗽，喀痰，悪寒，息苦しさ，熱感，発熱）． ④VS測定する（6時，10時，14時，20時）． 呼吸音の聴取とSpO₂を測定する． ⑤検査時，データを観察する（胸部XP，CRP）． TP ①入室時，ナースは手指消毒をしマスク着用し，援助に使う物品は専用のものとし，消毒して使用する．	#2 S：頭痛，咽頭痛なし．咳は出ません，息苦しさもないです． O：母親の面会あり，面会時間は15分程度．手指消毒し，患者，母親ともにマスクを着用している．会話時，母親は風下の椅子にすわっている．ベッドリネンの湿り気なし．ベッドおよびベッド周囲にほこり，毛髪なし．	5/22

(91ページへつづく)

（安全な環境：88 ページからのつづき）

情報の分析・解釈および看護問題の明確化

月日	分析に使用する情報	分析・解釈	看護問題の明確化
		・環境由来の感染の危険性の原因・誘因は，前述したように，A さんは易感染状態にあるため，感染予防のため制限された環境での入院生活になっていると考えられる． 　易感染状態は，今後，本日（5/16）から開始される化学療法の副作用によって骨髄抑制が起こることからも引き起こされることが予測される． ③以上のことから快適な環境調整の困難の原因・誘因は，倦怠感や治療上の活動制限という体力の不足であり，環境由来の感染の危険性の原因・誘因は，免疫力の低下による易感染状態という体力の不足である． ④Aさんが快適で感染しないような環境で生活するためには，倦怠感のために自力でできない部分を補う環境整備を，Aさんの希望を取りいれながら行うこと．そしてほこりや微生物の発生をみない清潔な環境を整える必要がある．	

（安全な環境：89 ページからのつづき）

計画・立案, 結果・評価			
期待される結果（目標）	計画・立案（具体的な援助方法）	結果・評価	評価日
	②毎朝，粘着ローラーテープを使用しリネンの換気を行いながらベッドメーキングする．このとき，患者はマスク着用し，前室で椅子にすわっていてもらう． ・空調を低速運転から高速運転にして行う．終了後は低速運転にする． ・倦怠感が強く前室まで移動がつらい時は，マスク着用し臥床の状態で行う．この時，患者の頭部は空気の流れの風上にあるようにする． ②ベッド柵，ベッドランプの傘，ベッド周辺の物品は除菌クロスで拭く． ③訪室時，医療者や患者が触れるところは除菌クロスで拭く． EP ①面会時に以下のことを患者と面会人に説明する． ・面会時は手指消毒をし，マスク着用し短時間で済ませる． ・面会後は含嗽をする． ・面会人が風邪など感染症にかかっている場合は，面会を避ける． ・汚れたり濡れたタオル類は感染の原因になるので，洗濯し乾燥してからもってくる． ・コップやスプーンはプラスチック製のもので蓋があるものがよい． ・リネン類に付着した脱毛の除去に小型の粘着ローラーテープかガムテープがあるとよい． ②援助時，環境整備は毎日行うが，よく触れるところは自分でもウェットティッシュなどで拭きほこりを除去するとよいと話す． ③床に日用品を直接置かない．何か落とした時は看護師に連絡するよう訪室時に説明する（除菌クロスで清拭後渡す）． ④環境整備時，ペットボトルは直接口をつけて飲まず，コップに移してから飲用する．コップに飲み残しを放置しない．	床頭台，オーバーテーブル上のタオル，コップ類の汚れ，飲み残しなし． (5/16 〜 5/22) T=37.2℃〜 36.7℃ SpO₂ 98% 〜 99% ラ音の聴取なし 咳嗽聴かれない (5/22) WBC 8,000/μL， RBC 230 万 /μL PLT 2.3 万 /μL ［末梢血液像］： 幼若好中球41%（骨髄芽球 40%，前骨髄球 1%，骨髄球 0%） 成熟好中球 15%（桿状核球 10%，分節核球 5%） 好酸球 0%　好塩基球 0% 単球 7% リンパ球 37% CRP 0.2mg/dL S，Oデータから，病室環境は清潔が保持されている．発熱，咳嗽，ラ音の聴取もなく，SpO₂，CRP 値も正常範囲であるので，呼吸器感染はみられず，期待される結果 1，2 は達成している． しかし化学療法が開始されて 7 日目であることから，5/22 の検査データをみると，幼若好中球がみられ，成熟好中球が減少してきており，これからも骨髄抑制が続くことが予測される．したがって易感染状態は続くので問題は継続している．引き続き清潔な環境を整え，呼吸器感染の予防に努める必要がある． OP ⎤ TP ⎬ 続行 EP ⎦	

※《環境》のニードの詳しい解説は p.106 〜 125 を参照．

6) 自分の感情，欲求，恐怖あるいは，"気分"を表現して他者とコミュニケーションをもつ

情報の分析・解釈および看護問題の明確化

月日	分析に使用する情報	分析・解釈	看護問題の明確化
5/16	●**分析する未充足のニードに関する情報** （コミュニケーション） S：主治医は気むずかしそうだ．白血病と診断された．今は治る病気だと説明されたけど，亡くなった人もいるから心配．これから抗がん剤を使った治療をすると，熱が出たり，吐き気がしたり，髪の毛が抜けたりするらしい．髪の毛が抜けるなんて嫌だ．寝ていると病気のことばかり考えてしまう．このまま退院できないのではないか． ●**未充足の原因・誘因を説明するために必要な情報** （病理的状態） O：(5/15) 　①AML 　②疾病の説明（本人・母親へ） 　・急性骨髄性白血病で入院治療が必要． 　・化学療法で寛解状態をめざす． 　③5/16　CVカテーテル留置予定． 　④5/16から化学療法開始予定． 　⑤安静度：クリーンルーム内のトイレ，洗面台まで歩行可．入浴禁止． （常在条件） S：自分のことは何でも知っていないと気がすまない．心配性． O：①19歳　②女性　③看護学生 　④身体機能の障害なし　⑤ふつうの知力 （睡眠・休息） S：病気のことが気になって昨晩はよく眠れなかった．	①Aさんは常在条件の情報によると19歳の女性で知的能力はふつう，身体的能力は障害がなく，自分のことは何でも知っていないと気が済まない，心配性という性格であることから，コミュニケーションのニードの充足状態は，生活していくうえで自分の感情，欲求，恐怖，気分などを表現し，周りの人に理解してもらえている状態が充足状態である． 　しかし病理的状態をみると，白血病治療のために初めて入院し，これから治療が始まる状態である． 　したがって充足状態は，疾病，治療，予後や入院生活などに関する不安や心配などがあるときに，主治医や医療スタッフに伝え，話ができ，自分が納得できる情報を得て，心配や不安なく療養生活が送れる状態である． 　これに対し現在の状態は，主治医は気むずかしそうだという言葉や，治療の副作用や病気の予後について心配や不安感を示す言葉が聞かれているので，**不安**という未充足状態である． ②未充足状態の原因・誘因として次のことが考えられる． ・まず，自分のことは何でも知っていないと気がすまない心配性というAさんの性分と未経験があげられる．Aさんは入院時に主治医から白血病と説明され，本日から化学療法が開始される予定になっている．化学療法の副作用で発熱，吐き気，また髪の毛が抜けるかもしれないことなどの説明を受けているが，白血病は治る病気と説明されても，亡くなった人もいることなどから，このまま退院できないのではないかと病気のことばかり考え，気になって眠れなかったと言っている．母親の情報から性格的に心配性ということもあり不安になっていると考えられる．そして本日からCVカテーテルが留置され，化学療法が開始されることなど未経験のものに対する不安や心配があると考えられる． ・次に情報不足があげられる．白血病と診断され入院して2日目であり，主治医は気むずかしそうだと言っていることから，主治医とのコミュニケーションがまだ十分にとれていないことが考えられる．本日からCVカテーテルが留置され化学療法による治療が始まること，自分のことは何でも知っていないと気がすまないというAさんの性格や看護学生であることを考えると，疾病や治療，予後について自分が納得できるような情報を得，不安なく生活できるようにしたいと考えていると思われる．	#7 性分や未経験，情報不足に関連した不安： ・抗がん剤での治療 ・予後の心配

（94ページへつづく）

計画・立案，結果・評価			
期待される結果（目標）	計画・立案（具体的な援助方法）	結果・評価	評価日
＃7 1．5/18 までに主治医と疾病や治療に関する心配や不安，疑問について話をすることができる 2．5/18 までに疾病や治療に対する心配や不安を示す言動がなくなる ・不眠の訴え ・疾病の予後を心配する言葉 ・治療の副作用を心配する言葉	OP《原因・誘因の観察内容》 ①患者と会話時，表情（下向きの目線，暗い表情，視線を合わせない話し方など）を観察する． ②チームカンファレンス時，または引き継ぎ時，主治医の患者への説明内容を確認する． 《期待される結果の観察内容》 ①訪室時，患者の言動から自分の病気をどのように受け止めているかについて観察する． ②訪室時，主治医とのコミュニケーション状況を観察する． ③援助時，主治医とのコミュニケーションでは，納得できるような話を聞くことができたかについてたずねる． ④訪室時，病気に対する言動や不眠の訴えがないか観察する． TP ①患者が疾病や治療について不安を抱いていることを主治医に伝え，診察時や治療・処置時，患者の話を聞いてもらえるようにする． ②主治医との話合いがすんだ後，納得できたかどうか気持ちを聞き，まだ心配な点がある場合は，再度，医師と相談し話を聞くことができるように調整する． ③薬物の副作用で髪の毛が抜けることについては医師と相談しながら，抜けても治療が終われば生えてくること，抜け毛が気になるときは，生えてくるまで好みの帽子やスカーフなどが活用でおしゃれできること，ウィッグを使っている人もいることを話し安心できるようにする． EP ①自分の疾病について納得できるように，主治医に説明してもらうことは，看護の学習に役立つと援助時に患者にすすめる．	＃7 S：これから病気がどのようになっていくのか主治医にきいたけどわからなかった．忙しそうでゆっくり話しができなかった．やっぱりこれからのことを考えると眠れなくなり，すぐに目が覚める．カテーテルが入っているので，寝ている間に，引っかかったり抜けたりしないか，それも心配だ．治療が始まった日は少し熱が出たけれど，吐き気はない．抜け毛はまだない．今はウィッグのことなんて考えたくない．だるい． O：笑顔なし．会話時，視線を合わせる．動作緩慢． (5/16　CV カテーテル留置後，Dr. が患者への説明した内容) 「治療が始まったので，熱や吐き気がでるかもしれない．いろいろ心配しているときいたが，今は治療に専念して欲しい．私にききたいことがあったら遠慮せず看護師に伝えておいてください」 S，Oデータから，患者は主治医と話すことはできたが，納得できるような話し合いができてなく，不安感や心配なことは解消されていない． さらに治療開始後は CV カテーテル抜去の心配も出てきて良眠できていない．このことから期待される結果1，2は未達成である．この原因として，患者の性	5/18

（95 ページへつづく）

（コミュニケーション：92 ページからのつづき）

情報の分析・解釈および看護問題の明確化			
月日	分析に使用する情報	分析・解釈	看護問題の明確化
		③以上のことから不安の原因・誘因は，未経験という体力の不足と心配性という性分からくる意思力の不足，情報不足という知識の不足と考えられる． ④Aさんの性格を考慮しながら主治医とのコミュニケーションが円滑にとれるように調整すること，病気や治療，これからの入院生活に対する不安や希望について傾聴し，不安を緩和する必要がある．	

（コミュニケーション：93 ページからのつづき）

計画・立案，結果・評価			
期待される結果（目標）	計画・立案（具体的な援助方法）	結果・評価	評価日
		格や知識，疾病の理解の程度，心配している内容を具体的にして，主治医と相談し，時間の調整などが不十分であったことがあげられる．また，副作用の抜け毛の対策については，治療が開始されたばかりなので，ウィッグの話をするよりも，患者の気持ちを傾聴し共感することを優先する必要があった．したがって問題は継続しているので，再度，主治医と相談し，患者とゆっくり話せるように時間の調整をして，不安の緩和に努める必要がある． OP 《期待される結果の観察》 ①修正 訪室時または援助時，病気や治療，処置について知りたいこと，心配なことについて具体的に聞く． 他の OP 続行 TP ③修正 薬物の副作用で髪の毛が抜けることについては訪室時や援助時に，患者の心配している気持ちを聴き共感する．そして患者の心配の状況をみて，治療が終われば生えてくることを，医師と相談しながら説明する． ④追加 治療がすすんだ段階で，患者から「抜け毛の対処」について困ったり，不安を感じている言葉が聞かれた時は，生えてくるまで好みの帽子やスカーフでおしゃれできること，ウイッグを使っている人もいることを訪室時に話し安心できようにする． 他の TP 続行 EP 続行	

※《コミュニケーション》のニードの詳しい解説は p.126 〜 137 を参照．

7）達成感をもたらすような仕事をする

情報の分析・解釈および看護問題の明確化			
月日	分析に使用する情報	分析・解釈	看護問題の明確化
5/16	● 分析する未充足のニードに関する情報 （達成感） S：学校の様子はどうか．入院しているとみんなにおいていかれてしまうのではないか． O：床頭台上に看護の教科書が置いてある． ● 未充足の原因・誘因を説明するために必要な情報 （病理的状態） O：（5/15） 　① AML 　②［入院時の血液検査］ 　　WBC 10,000/μL　RBC 250万/μL 　　Hb　7.8 g/dL　Ht　25.5 % 　　PLT　2.5万/μL 　　［末梢血液像］ 　　幼若好中球（骨髄芽球56%，前骨髄球2%，骨髄球1%，後骨髄球0%） 　　成熟好中球（桿状核球17%，分節核球7%） 　　好酸球2%　好塩基球0%　単球5% 　　リンパ球10% 　③全身倦怠感，起立時めまいあり，顔色不良．鼻出血あり，10分で止血． 　④5/16　CVカテーテル留置予定． 　⑤5/16から化学療法開始予定． 　⑥安静度：クリーンルーム内のトイレ，洗面台まで歩行可．入浴禁止． （常在条件） S：自分のことは何でも知っていないと気がすまない．心配性． O：①19歳　②女性　③看護学生 　④身体機能の障害なし．⑤ふつうの知力．	①Aさんは常在条件の情報によると19歳女性の看護学生で，知的能力はふつうで身体的能力に障害はないことから，達成感のニードの充足状態は，学習を継続し，学生として満足した生活が送られていることである． 　しかし病理的状態をみると，AML治療のために入院生活を送らなければならず，学校に通うことはできない状態である． 　したがって，Aさんの充足状態は，入院生活を送っていても学習が継続でき，自分が学生であることの自覚がもてて，満足感がある状態である． 　これに対し現在の状態は，学校の様子を気にしたり，学習に対する焦りの言動がみられることから，学生として役割の達成感がもてず充実感のない状態であるので，**役割遂行の困難**という未充足状態である． ②未充足の原因・誘因として，AML治療のために入院生活を送ることになり，学校での学習が継続できない状態になっていること，活動がクリーンルーム内の歩行に制限されていることがあげられる．活動制限は，病理的状態の末梢血液検査のデータをみると，幼若好中球が増加していて，成熟好中球やリンパ球が減少しているため易感染状態になっていること，また，幼若好中球の増加に伴い，赤血球数や血小板数の減少がみられ貧血（Hb値の低下）や出血傾向（鼻出血，出血時間の延長）があることから，感染予防，貧血による転倒や出血予防のためである．さらに本日から化学療法による治療が開始され骨髄抑制が起こることが予測されるので，今後も易感染状態や貧血，出血傾向は続くと考えられるので，治療の効果がみられ，血液データが改善されるまでは活動制限が続く．したがって，学校での学習を続けて行くのは今のところ困難である． 　Aさんは寮生活を送っていたことから，友人との交流もあり，友人の学習する姿に接する機会も多いと考えられ，性格的にも心配性であることから，自分だけが取り残されていくような気持ちに陥っているのではないかと考えられる． ③以上のことから役割達成の困難の原因・誘因は治療上の安静という体力の不足である． ④学習に対する焦りを緩和しながら，制限された入院生活の中でも，学生としての自覚がもてるような援助をする必要がある．	#治療上の安静に関連した役割遂行の困難： ・入院し治療を受ける ・学校での学習が継続できない

計画・立案，結果・評価		
期待される結果（目標）	計画・立案（具体的な援助方法）	結果・評価
1. 5/22 までに学習や今後の生活に関する焦りの言葉が少なくなり，療養に前向きの言葉がきかれるようになる （今は病気を治すことだ．入院して他者ができない体験学習ができる）	OP《原因・誘因の観察内容》 ①毎日，安静度の内容を確認する． ②検査時，血液像，RBC，Hb，PLT のデータを確認する． ③訪室時，鼻出血，倦怠感の有無と程度を観察する． ④採血時，出血時間を観察する． ⑤薬物療法（化学療法）の投与状況を観察する． 《期待される結果の観察内容》 ①援助時に学習の遅れに対する心配の内容を聞く． ②友人との面会時，表情や言動に不安や心配の徴候がないか観察する． TP ①援助時にベッドサイドで椅子にすわり，学習に対する気持ちについてゆっくり話を聴く． ②援助時入院し治療や看護を受けていくことで，友人が体験できない看護の学習ができることを話す． ③患者の友人が面会に来た時，看護師は患者の心理状態を友人に説明し，授業ノートを見せてもらうなど協力を依頼する． EP ①友人に授業ノートをみせてもらうなどの方法もあることを患者と相談しすすめる． ②倦怠感の程度をみながら，受けている治療や看護の内容，患者の心理などについて記録しておくことは，看護の学習に役立つことを話しすすめる．	

8) 遊び，あるいはさまざまな種類のレクリエーションに参加する

情報の分析・解釈および看護問題の明確化			
月日	分析に使用する情報	分析・解釈	看護問題の明確化
5/16	●分析する未充足のニードに関する情報 （遊び・レクリエーション） S：今はだるくて何もやる気がしないけど，寝てばかりいるのも退屈だ 　　運動することは大好きだ 　　テニスが趣味で毎日やっていた. ●未充足の原因・誘因を説明するために必要な情報 （病理的状態） O：（5/15） 　①AML 　②［入院時の血液検査］ 　　WBC 10,000/μL　RBC 250万/μL 　　Hb　7.8 g/dL　Ht　25.5 % 　　PLT　2.5万/μL 　　［末梢血液像］ 　　幼若好中球（骨髄芽球56%，前骨髄球2%，骨髄球1%，後骨髄球0%） 　　成熟好中球（桿状核球17%，分節核球7%） 　　好酸球2%　好塩基球0%　単球5%　リンパ球10% 　③全身倦怠感，起立時めまいあり，顔色不良. 鼻出血あり，10分で止血. 　④5/16　CVカテーテル留置予定. 　⑤5/16から化学療法開始予定. 　⑥安静度：クリーンルーム内のトイレ，洗面台まで歩行可. 入浴禁止. 　⑦疾病の説明（本人・母親へ） 　・急性骨髄性白血病で入院治療が必要. 　・化学療法で寛解状態をめざす. （常在条件） S：自分のことは何でも知っていないと気がすまない. 心配性. O：①19歳　②女性　③看護学生 　　④身体機能の障害なし　⑤ふつうの知力 （コミュニケーション） S：寝ていると病気のことばかり考えてしまう.	①Aさんは常在条件の情報によると19歳の女性で，知的能力はふつうで身体的能力に障害はなく，運動することが大好きで，毎日テニスをやっていたことから，遊び・レクリエーションのニードの充足状態は，趣味の運動や遊びが自由にでき，楽しんで生活できていることである. 　しかし，病理的状態をみると，AML治療のために入院し，制限された活動の範囲内で生活しなければならない状態である. 　したがって充足状態は，制限された活動の範囲内でも，気分転換や慰安，レクリエーションの機会があり，気分が引き立ち，楽しく生き生きとした入院生活が送れることである. 　これに対し，現在の状態は，「今はだるくて何もやる気がしないけど，寝てばかりいるのも退屈だ」と言う言葉が聞かれることから，**気分転換の不足**という未充足状態である. ②未充足の原因・誘因として，AML治療のために入院生活を送ることになり，安静度がクリーンルーム内の歩行に制限されていることがあげられる. 活動制限は，病理的状態をみると，幼若好中球が増加していて，成熟好中球やリンパ球が減少しているため易感染状態になっていること，また，幼若好中球の増加に伴い，赤血球数や血小板数の減少がみられ貧血（Hb値の低下）や出血傾向（鼻出血，出血時間の延長）があることから，感染予防，貧血による転倒や出血予防のためである. さらに，本日からCVカテーテルが留置され，化学療法が開始されると，カテーテルを留置した状態での活動をしなければならい. また化学療法による骨髄抑制や全身倦怠感が起こることが予測され，今後も易感染状態や貧血，出血傾向，全身倦怠感は続くと考えられるので，治療の効果がみられ，血液データが改善されるまでは活動制限が続くと考えられる. 自由に動くことができないことは，Aさんのこれまでの生活や性格から考えて，つらいことであり，その結果，病気のことばかり考えてしまうのではないかと考えられる. ③以上のことから気分転換の不足の原因・誘因は入院および治療上の安静という体力の不足である. ④全身倦怠感が増強しないように配慮し，Aさんと相談しながら，入院生活や安静度の範囲内でできるような気分転換の機会をつくり，闘病意欲が低下しないように援助する必要がある.	♯入院および治療上の安静に関連した気分転換の不足： ・寝てばかりいるのは退屈 ・治療上の活動制限

計画・立案，結果・評価		
期待される結果（目標）	計画・立案（具体的な援助方法）	結果・評価
1．5/22 までに退屈という言葉が聞かれなくなり，気分転換の行動がみられる	OP《原因・誘因の観察内容》 ①毎日，安静度の内容を確認する． ②検査時，血液像，RBC，Hb，PLT のデータを確認する． ③訪室時，鼻出血，倦怠感の有無と程度を観察する． ④採血時，出血時間を観察する． ⑤薬物療法（化学療法）の投与状況を観察する． 《期待される結果の観察内容》 ①環境整備時，ラジオ，テレビ，本などベッド周囲の物品に関心をもっているか否かを観察する． ②ベッド周囲は持ち込み可能な物品で愛用の物が置いてあるか，殺風景ではないか，訪室時に観察する． ③訪室時に患者の言動や表情（退屈だという言葉，無表情あるいは気分が変わったという言葉や笑顔など）を観察する． TP ①できるだけ訪室し，患者の関心のある音楽や本，ラジオ，テレビの番組などについてゆったりした雰囲気で話をする． ②希望があれば気に入っている写真やカレンダー，タオルなどを許可できる範囲内でベッド周囲に置くことをすすめる． ③倦怠感の状態をみながら，希望があれば看護や治療の体験日記をつけてみることをすすめる（看護の学習になることを説明しながら）． EP ①状態がよくなればクリーンルーム以外の部屋に移ることもできること，外へ散歩に出られるようにもなることを説明する． ②一度に大勢で面会するのではなく，毎日，誰かが面会に来られるように調整できないかということを，家族や友人に相談し協力を求める． ③孤独感に陥らないように，Aさんの言動をみて以下の内容を説明する． ・病院の許可があれば前室でスマホを使用し，家族や友人と話すことができること（スマホはクリーンルーム内携帯電話用ポーチに入れておき，その都度，除菌するように説明する）． ・許可があり，消毒可能なものであれば手紙やはがきで家族や友人とやり取りできること．	

9)"正常"な発達および健康を導くような学習をし,発見をし,あるいは好奇心を満足させる

情報の分析・解釈および看護問題の明確化			
月日	分析に使用する情報	分析・解釈	看護問題の明確化
5/16	●**分析する未充足のニードに関する情報** (学習・発見・好奇心) S:これから治療が始まるのだけど,どんな方法でやるのかしら.まだ病気のことは習っていないので説明されてもわからないのではないか心配.どんなことに注意して生活していけばよいのかわからない.食べ物は病院食以外はだめなのかしら. 　今までは健康だったから,食べ物や運動など気にしたことはない. O:質問する時は看護師の顔をみて話す. ●**未充足の原因・誘因を説明するために必要な情報** (病理的状態) O:(5/15) 　①AML 　②[入院時の血液検査] 　　WBC 10,000/μL　RBC 250万/μL 　　Hb　7.8 g/dL　Ht　25.5% 　　PLT　2.5万/μL 　　[末梢血液像] 　　幼若好中球(骨髄芽球56%,前骨髄球2%,骨髄球1%,後骨髄球0%) 　　成熟好中球(桿状核球17%,分節核球7%) 　　好酸球2%　好塩基球0%　単球5% 　　リンパ球10% 　③全身倦怠感,起立時めまいあり,顔色不良,鼻出血. 　④5/16　CVカテーテル留置予定. 　⑤5/16から化学療法開始予定. 　⑥安静度:クリーンルーム内のトイレ,洗面台まで歩行可.入浴禁止. 　⑦疾病の説明(本人・母親へ) 　・急性骨髄性白血病で入院治療が必要. 　・化学療法で寛解状態をめざす. (常在条件) S:自分のことは何でも知っていないと気がすまない.心配性. O:①19歳　②女性　③看護学生 　④身体機能の障害なし　⑤ふつうの知力 (適切に飲食する) S:朝ご飯はおいしくなかった. 　入院前は主食はご飯とパンだった. 　卵かけご飯,納豆,野菜サラダが好き. O:加熱食1/2摂取(朝食)	①Aさんは常在条件の情報によると19歳の女性で知的能力はふつう,身体的能力は障害がないので,学習・発見・好奇心のニードの充足状態は,自分が設定しうる最良の健康生活習慣に従って生活できることである. 　しかし,病理的状態をみるとAMLのために易感染状態,貧血,出血傾向があり,食事や活動,清潔行動,生活環境など制限された範囲内で生活しなければならない状態である.したがって充足状態は,病気回復のために必要な制限されている内容(食事の制限,感染予防,貧血による転倒などの事故防止,出血予防)について理解し,実行していけることである. 　実際の学習・発見・好奇心の状態は,「治療が始まるのだけど,どんな方法でやるのか,説明されてもわからないのではないか.食べ物は病院食以外はだめなのか,今までは健康だったから,食べ物や運動など気にしたことはない」という言葉が聞かれ,食生活ではパン,卵かけご飯,納豆,野菜サラダが大好きだった食事から,入院後は加熱食になり,朝食を1/2しか摂取せずおいしくないと言っている.また,硬い歯ブラシを愛用し,オーバーテーブル上に飲み残しのお茶が入った蓋なしのコップが置いてあるというように,制限されている内容が十分に理解されず,実行できていない状態である. 　以上のことから学習・発見・好奇心のニードは**療養法の未習得**という未充足状態である. ②療養法の未習得の原因・誘因として次のことが考えられる. ・Aさんは入院後2日目で,本日から治療が開始される予定であるが,どんな方法でやるのか,説明されてもわからないのではないかと言っていること,どんなことに注意して生活していけばよいのかわからない,食べ物は病院食以外はだめなのかしらという言葉がきかれることから,治療内容や生活の仕方などについて,理解できるような情報が不足していることが考えられる. ・Aさんは知的能力はふつうで,身体機能の障害もない19歳の看護学生であり,自分のことは何でも知っていないと気がすまないという性格を考えると,Aさんは理解できるような情報が得られれば,病気回復のために制限されている内容を理解し実行していくことができると考える. ③以上のことから,食事の制限,感染予防,貧血による転倒などの事故防止,出血予防の行動がとれていないという療養法の未習得状態の	#5 情報の不足に関連した療養法の未習得:どんなことに注意して生活していけばよいかわからない

(102ページへつづく)

計画・立案，結果・評価			
期待される結果（目標）	計画・立案（具体的な援助方法）	結果・評価	評価日
#5 1．5/18までに以下の内容について理解した言葉がきかれ行動できる 1）食事の制限について 2）貧血による転倒予防について 3）出血予防について 4）感染予防について	OP《原因・誘因の観察内容》 ①入院時にDr.またはNs.から出血予防や感染予防の必要性や方法について説明を聞いたことがあるか患者に確認する．またどのように受け止めているか確認する． ②援助時に患者が知りたいと思っていることを聞く． ③患者への説明内容についてDr.とNs.間で情報交換する． ④末梢血検査時，WBC，RBC，Hb，PLT，血液像や治療内容，安静度の内容を確認する． 《期待される結果の観察内容》 ①食事制限について ・説明時の言動を観察し，加熱食の必要性や食べられる食品などについて理解できたか確認する． ・配膳時や下膳時，病院食以外に食べたいものがあるときは，看護師に相談できているか聞く． ②貧血による転倒防止について ・説明時の言動を観察し，転倒などの事故防止行動をとる必要性や事故防止方法が理解できたか確認する． ・食事，洗面，トイレ歩行時などの動作時，ゆっくり起きあがり，ふらつきなく歩行しているか観察する． ③出血予防 ・説明時の言動を観察し，出血予防の必要性や予防方法が理解できたか観察する． ・訪室時，歯ブラシを柔らかいものに変更したか確認する． ・ベッドから起きあがる時，臥床する時，歩行時など，ベッド柵や椅子，ドアや手すりなどにぶつけていないか観察する． ・訪室時，緊迫した下着やパジャマを着用していないか観察する． ・バイタルサイン測定時，月経血の状態（量，期間）を聞く． ・清拭時に出血斑の有無，採血時の出血時間などを自分で観察する言動がみられるか観察する． ④感染予防 ・説明時，易感染状態であることから感染予防が第1であること，感染予防方法について理解できたかを観察する． ・環境整備時，処置時，面会時にマスク着用しているか観察する． ・訪室時，ベッド，ベッド周囲を整理・整頓し，不要な物品を置いていないか，飲み残しをしていないか観察する． ・環境整備時，コップなどは洗浄し，乾燥させているか，プラスチック製，蓋つきのものを使用しているか観察する． ・訪室時，ベッド柵，オーバーテーブル，床頭台など触れる場所をウェットティッシュなどで拭き，ベッド上の毛髪などは粘着ローラーテープで，随時，除去しているか観察する． ・清拭や洗面時，カテーテル挿入部を濡らさないように注意しているか観察する． ・面会終了後，含嗽しているか，排泄時ウォシュレット®を使用しているかたずねる． ・面会時など面会者に感染予防の協力を依頼しているか観察する．	#5 S： （食事の制限について） なぜこのような食事なのか説明をきいてわかりました．治療が始まって食欲があまりないので，ほかに食べたいものはありません．今は何とか病院食を食べるようにします． （転倒予防について） だるいので動くのはつらいです．でもトイレや洗面ぐらいは自分で歩いて行きたいです．ゆっくりですがふらついたりはしてないです． （出血予防について） どこにもぶつけないように注意して起きあがるようにしています． 努責しないで便が出ます．歯ブラシは母親にもってきてもらってすぐに変えました．歯ぐきの出血はありません． （感染予防について） このような病室に入院しなければならない理由は，入院時に主治医から説明されていたのでわかっています． トイレ使用時はウォシュレット®で洗ってるけれど面倒なので乾燥まではやらないことがある． 持ち込めない物や面会人，時間の制限については何となくわかるんですが，ほかにも注意しなければならないことがあるんだろうけど，細かいことはわからないです． 頻回に触る場所や物をウェットティッシュで拭いた方がよいのはわかっているのですが，だるくて時々しかやっていません．	5/18

（103ページへつづく）

（学習・発見・好奇心：100 ページからのつづき）

情報の分析・解釈および看護問題の明確化

月日	分析に使用する情報	分析・解釈	看護問題の明確化
	（身体の移動・姿勢保持） S：ベッドから起きあがるだけでもつらい． O：動作緩慢，トイレ・洗面時の歩行はふらつきなし． （身体の清潔・身だしなみ・皮膚の保護） S：（入院前）硬い歯ブラシ愛用 　　入浴毎日，洗髪2日に1回． （安全な環境） S：一人だと気楽だ，母親が週1回面会にくる予定だ． O：個室に入っている（高性能フィルターによる空調管理，病室内陽圧，前室にトイレ，洗面台あり）． 　　入室者は手洗い，マスク着用． 　　くずかごはティッシュでいっぱいである． 　　オーバーテーブル上にコップあり（飲み残しのお茶が入っている，蓋なし）． （コミュニケーション） S：主治医は気むずかしそうだ． （遊び・レクリエーション） S：今はだるくて何もやる気がしないけど，寝てばかりいるのも退屈だ． 　　運動することは大好きだ．テニスが趣味で毎日やっていた．	原因・誘因は，情報不足という知識の不足である． ④主治医は気むずかしそうだと言っていることから，主治医を交えてAさんに説明する内容を検討し，心配性という性格を考慮しながら，治療方法や生活上の留意事項（食事内容，活動範囲，出血予防，感染予防など）について説明し納得できるように援助する必要がある．また，倦怠感の様子をみながら自分で行動できるように援助する必要がある．	

（104 ページへつづく）

（学習・発見・好奇心：101 ページからのつづき）

計画・立案，結果・評価

期待される結果（目標）	計画・立案（具体的な援助方法）	結果・評価	評価日
	TP ①疾病の治療や検査データについて，患者にどのように説明していくか主治医と話し合い，説明内容を調整し共有する． **EP** 　主治医と説明内容を調整した後，環境整備時や清潔の援助時，Aさんの反応を見ながら以下のことを説明する（病棟で作成したパンフレットや，許可があればAさん用に，個別に作成したパンフレットやリーフレット，タブレットなど使用して説明する）． ①食事について ・加熱食の必要性（大好きな納豆は耐熱性のある芽胞を作り死滅しにくいこと，生卵，生野菜サラダは細菌汚染の可能性があることからさけることなど）． ・病院食以外に食べたいものがある時には看護師に相談すること． ②貧血による転倒予防について ・ゆっくり起きあがる，トイレ，洗面時は手すりを利用しゆっくり歩き，ふらつく場合は椅子を利用する． ③出血予防について ・5/17 までに柔らかい歯ブラシを使用する． ・緊迫した衣服を着用しない． ・身体をベッド柵や手すりなどで打撲しない． ・月経血の異常（通常よりも量が多い，期間が長いなど）がある場合は Ns. や Dr. に連絡する． ④感染予防について ・環境整備時や処置時，面会時はマスクを着用する． ・ベッド，ベッド周囲を整理・整頓し，汚れた衣類や濡れたタオルなどは置かない． ・コップは洗浄し，乾燥できるものでプラスチック製，蓋つきのものを使用する． ・ペットボトルは直接，口をつけず，コップにあけるか，ストローを使用し飲み残しをしない． ・ベッド柵，オーバーテーブル，床頭台など手で触れる場所を，ウェットティッシュなどで拭き，ベッド上の毛髪などは粘着ローラーテープで除去する． ・床に物を置かない，床に物を落とした時は自分で拾わず看護師に依頼する． ・トイレ歩行時は手指消毒し，面会後は含嗽する． ・洗面時，手洗い時，清拭時，カテーテル挿入部を濡らさない． ・排泄時はウォシュレット® を使用し乾燥する． ・面会は一度に複数人ではなく一人に制限し短時間にする． ・風邪をひいている面会者は遠慮して欲しいことを，家族や友人に伝える． ⑤説明時，今，体験していることが看護の学習になることを伝え，不明な点，疑問などがあれば，いつでも相談にのれることを話す．	O： 病棟で作成したパンフレット（出血予防，感染予防に関する）を使用し，入院2日目，環境整備時に前室で説明した． トイレ，洗面の歩行時ふらつきはみられない．鼻出血なし．採血時，止血まで 11 分，清拭時点状出血，紫斑みられない．着衣はゆったりしている． 前室へ移動時，面会時はマスク着用し，終了後，含嗽している．かぜ様症状のある面会者はいない． ベッドおよびベッド周囲に汚れ物，毛髪，濡れたタオルなし，コップは乾燥している．ゴミ箱は空になっている．時々，小型の粘着ローラーテープでベッド上のほこりや毛髪を除去している． 洗面時，清拭時はカテーテル挿入部をぬらさないようにしている． (5/17) WBC 9,100/μL, RBC 245 万 /μL Hb　　7.6 g/dL Ht　　25.3% PLT　2.4 万 /μL ［末梢血液像］： 幼若好中球 41%（骨髄芽球 48%，前骨髄球 2%，骨髄球 1%） 成熟好中球 15%（桿状核球 13%，分節核球 2%） 好酸球 0%　好塩基球 0% 単球 7%　リンパ球 27% (5/16 〜 5/18) T=37.2℃〜 36.8℃ (5/16) CV カテーテル留置 (5/16 から) 化学療法開始 安静度：クリーンルーム内のトイレ・洗面台まで歩行可，入浴禁止	5/18

（105 ページへつづく）

（学習・発見・好奇心：102 ページからのつづき）

情報の分析・解釈および看護問題の明確化

月日	分析に使用する情報	分析・解釈	看護問題の明確化

（学習・発見・好奇心：103 ページからのつづき）

計画・立案，結果・評価

期待される結果（目標）	計画・立案（具体的な援助方法）	結果・評価
		S，Oデータより，食事制限や貧血による転倒予防，出血予防，感染予防の必要性については理解できていると考えられる． 　しかし，転倒，出血，感染の予防行動については，現在までに転倒や出血，感染の徴候はみられていないものの，ウォシュレット® 使用時に面倒で乾燥までやっていないことや，生活を送るうえで，細かい注意事項についてはわからないことがあると言っていること，頻回に触れる場所のほこりの除去について必要性は理解していても倦怠感のために時々しかやっていないと言っていることから，十分に理解し行動できているとはいえないので期待される結果（目標）は一部のみ達成である． 　細かいことはわからないというデータから，Aさんは，療養生活を送るうえで必要な情報がまだ十分に得られていないと考えられるので問題は継続している． 　さらに，ウォシュレット® 使用時の乾燥まではやらないことがあること，頻回に触れる場所のほこり除去も倦怠感で時々しかやっていないことから，この問題の原因・誘因は，情報の不足という知識の不足のみではなく，倦怠感という体力の不足も考えられる． 　治療が開始されたばかりであり，5/17 の検査データをみても，貧血，出血傾向，易感染状態は続いている．したがって，問題の原因・誘因を修正し，倦怠感のためにAさんが実行困難になっている点や，わからないと言っている入院生活上の細かい点について，理解し実行していけるように引き続き援助する必要がある． ＃5修正 倦怠感や情報の不足に関連した療養法の未習得 援助方法追加・修正 TP ②追加 ・倦怠感強い時は，看護師が訪室時にウェットティッシュで頻回に触れる場所を拭く． EP ④一部修正 ・ベッド柵，オーバーテーブル，床頭台など手で触れる場所をウェットティッシュなどで拭き，ベッド上の毛髪などは粘着ローラーテープで除去するように指導する．ただし，倦怠感強い時は無理をしないように指導する． ・ウォシュレット® 使用時に乾燥するとよいという意味，そのほかAさんが知りたいと思っていること，疑問に思っていることを聞きながらが指導する 他の OP，TP，EP 続行

※《学習・発見・好奇心》のニードの詳しい解説は p.138 〜 151 を参照．

Ⅲ　未充足と判断した基本的欲求の解説

1 《環境》のニード　<small>（p.88〜91 を参照）</small>

1）収集した情報の分析・解釈（アセスメント）

ステップ1：収集した情報《環境》のニードの未充足状態に注目する！

（なぜならば，ヘンダーソンは看護の独自の機能を"人々が基本的欲求を充足するのを助けることである"と述べているからです）

O：個室に入っている（クリーンルーム）

S：一人だと気楽だ．母親が週1回面会にくる予定

O：くずかごがティッシュでいっぱい（＊）

O：オーバーテーブル上に飲み残しのお茶が入った蓋のないコップが置いてある（＊）

（＊）の情報は未充足状態をあらわす．

解　説

● Aさんの《環境》のニードが充足された状態は，「自分の環境を自由に調節でき，快適な環境になっていることであり，周囲に事故や感染の危険因子がなく安全な環境で生活できる状態，また知らずに他人に害を与えない環境」（p. 88 参照）です．現在の状態と比較してみると，未充足か否かの判断ができます．しかし，欲求の満たし方には個別性がありますので，Aさんの常在条件や病理的状態も加味して，充足状態をイメージします．そのうえで収集した情報と比較してみて差がある場合は未充足です．

● くずかごの状態や飲み残しの入った蓋なしコップは，白血病で易感染状態になっているAさんにとっては，望ましい環境ではありません．

ステップ２：《環境》のニードの未充足の原因・誘因を考える！

《ポイント》

★未充足状態の原因・誘因を考える時は，"常時存在する条件"，"病理的状態" と環境以外の "基本的欲求の状態" に注目してみましょう．

★未充足の原因・誘因を考える時は，体力，意思力，知識のいずれが不足しているかを考えます．

（常在条件）

S：自分のことは何でも知っていない
　　と気がすまない．心配性．

O：19歳，女性，看護学生．身体機能
　　の障害なし，ふつうの知力

（病理的状態）

O：AML
　　WBC 10,000/μL
　　[末梢血液像]
　　幼若好中球（骨髄芽球56%，前
　　骨髄球2%，骨髄球1%，後骨髄
　　球0%）
　　全身倦怠感，起立時めまいあり，
　　顔色不良，鼻出血．
　　安静度：クリーンルーム内のトイ
　　レ，洗面台まで歩行可．入浴禁止．

（身体の移動・姿勢保持）

S：ベッドから起きあがるだけでもつ
　　らい．

O：動作緩慢，トイレ・洗面時の歩行
　　はふらつきなし．

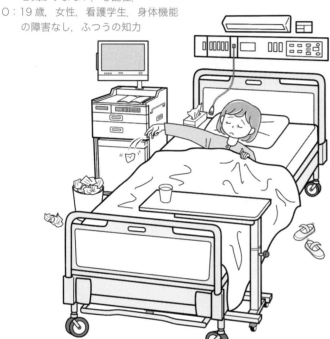

5/16　CVカテーテル留置予定．
5/16から化学療法開始予定．

解　説

● Aさんの病理的状態に関する情報や，身体の移動・姿勢保持のニードに関する情報が正常性や日常性から逸脱していることに注目して下さい．これらはAさんの環境のニードの未充足状態を特定できるデータとなります．

●白血病，幼若白血球細胞の増加，化学療法開始という情報から，免疫力の低下に伴い，易感染状態であることが考えられます．Aさんはより清潔な環境で生活することが望ましいのですが，実際はそのようになっていません．

●望ましい環境の状態は，その人の病理的状態（検査値や薬物の投与量など）によっても異なりますので，細かいデータを把握しておくことが大切です．

●赤血球数の低下，ヘモグロビン値の低下やそれに伴う症状は，快適で清潔な環境を自分で調節し充足できない要因として考えることができます．

●安静度の内容や起きあがるだけでもつらいという情報は，病理的状態に関する情報と関連づけて，Aさんが望ましい環境を維持できない要因と考えることができます．

ステップ3：《環境》のニードの分析・解釈の結果

《ポイント》

★未充足状態とその原因・誘因が明確になったら，まとめて文章化してみましょう

★文章化する前に未充足の原因・誘因を明らかにするためのミニ関連図（図5.3）を書いてみると，文章化しやすくなります（全体像をあらわす図ではなく，そのニードの未充足の原因・誘因を明らかにするために，焦点をしぼってあらわす図であるので，本書ではミニ関連図とよびます）.

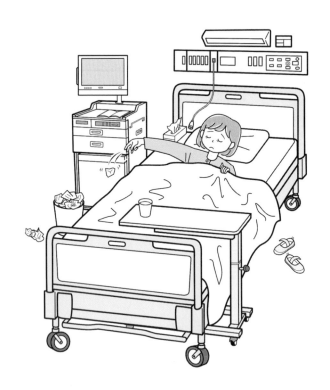

解　説

● Aさんが自分で快適な環境を作れないのは，ヘモグロビン値の低下による倦怠感が著明であることがあげられます．また，成熟好中球やリンパ球の減少から，免疫力が低下し易感染状態であるため，感染予防のために空調管理された清潔度の高い病室に入り，日用品などが制限され，出血傾向もあることから活動状況も制限されているので，入院前までのように自由に自分の好みにあった快適な環境が作れないでいると考えられます．したがって未充足の原因・誘因は，倦怠感と活動制限という体力の不足と考えられます.

● また，疾病による免疫力の低下ばかりでなく，本日（5/16）から始まる化学療法の副作用によっても骨髄抑制がおこり，さらに免疫力が低下し易感染状態は続くと考えられます．したがって環境由来の感染の危険性という未充足の原因・誘因も体力の不足と考えられます.

以上のことから，Aさんが快適で感染しないような環境で入院生活を送るためには，Aさんの希望をとりいれながら，倦怠感を考慮し，自分でできない部分を補うような環境への援助が必要となります.

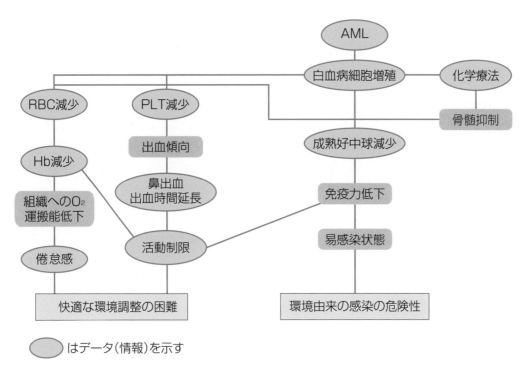

はデータ(情報)を示す

収集した情報のもつ意味を考えながら情報と情報を関連させる

図 5.3　原因・誘因を明らかにするためのミニ関連図（例）

2）看護問題の明確化

《ポイント》
★看護問題は基本的欲求の未充足状態を，看護の守備範囲を考えて簡潔に述べます．
★未充足状態を特定するためには，充足状態が明確になっている必要があります．

#倦怠感および活動制限に関連した快適な環境調整の困難：
　・全身倦怠感
　・ベッド周囲の不潔な物品
　・クリーンルーム入室

#免疫力の低下に関連した環境由来の感染の危険性：
　・幼若好中球の増加
　・成熟好中球，リンパ球の減少

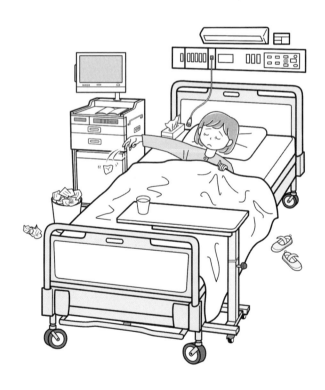

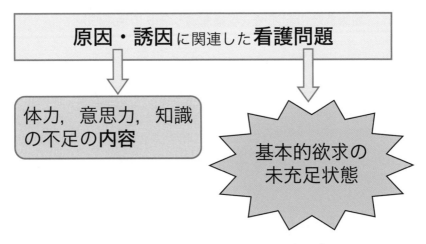

図 5.4　看護問題の表現（PES 方式*）

* PES 方式：看護問題（=P）を原因（E）と徴候（S）で示す（p. 10 を参照）.

例として，左ページの看護問題の PES は以下のようになっています.

原因（E）　　　　　　　　　　看護問題（P）

\#**倦怠感および活動制限** に関連した **快適な環境調整の困難**

徴候・症状（S）

・全身倦怠感

・ベッド周囲の不潔な物品

・クリーンルーム入室

解　説

●分析・解釈の項のステップ 1 の解説でも述べましたが，環境のニードが充足された状態は次のようになります.

①自分で自分の環境を自由に調節し，快適な環境にできる

②周囲に危険なものがない

③知らずに他人に害を与えない

↓

●A さんの場合はこの充足状態と比較してみますと，アセスメントの結果，①と②が未充足状態ですから，左のページのように看護問題を明確化することができます.

看護問題の記述例（看護問題リストの活用法）

⑨ 患者が環境の危険を避けるのを助ける. また感染や暴力など, 特定の患者がもたらすかもしれない危険からほかの者を守る

環境のさまざまな危険因子を避け, また他者を傷害しないようにする

看護問題 9 ― 1
快適な環境調整の困難

定義：自分で自由に環境を調整することができず, 快適な生活環境になっていない状態

看護問題を判定するために必要な情報

|特有の情報|：☑自力で環境調整ができない

|支持する情報|：□ベッド周囲の物品の配置に対する不自由さの訴え
□不適切な温湿度や照明, 不十分な換気, すきま風
☑騒音, 悪臭, 塵埃など
□ベッド周囲の不潔な物品（使用後の食器や洗面用具など）
☑ベッドリネンの換気不足やしわ
□

看護問題の原因・誘因

|体　力|：□新生児・乳児・幼児・高齢者
□衰弱・臨終
□手術中・直後・分娩時
□意識障害
□精神障害, 錯乱
☑倦怠感・脱力感
☑治療上の活動制限（安静, 抑制, 隔離, 無菌室など）
□疼痛
□運動機能障害, 筋力の低下
□呼吸障害
□貧血
□チューブ・ドレーン類の挿入や留置

|意思力|：□うつ状態・無関心
□本人のもつタブー（こだわり）
□なげやり

|知　識|：□環境の調整方法に関するなどの知識不足（依頼に関する無知）
□病院の備品や器具の操作方法への不慣れ・理解不足

#倦怠感および治療上の活動制限に関連した快適な環境調整の困難

看護問題の記述例（看護問題リストの活用法）

⑨　患者が環境の危険を　　　　　　環境のさまざまな危
　　避けるのを助ける.　　　　　　　険因子を避け，また
　　また感染や暴力など，　　　　　他者を傷害しないよ
　　特定の患者がもたら　　　　　　うにする
　　すかもしれない危険
　　からほかの者を守る

看護問題 9 － 3
環境由来の感染の危険性

定義：自分で自由に環境を調整することができ
　　　　ないために，環境由来の感染（呼吸器系）
　　　　を起こす危険性のある状態

看護問題を判定するために必要な情報
支持する情報 ：☑清潔な環境を自力で調整できない
　　　　　　　　・有害な小動物や昆虫（ハエ，ゴキ
　　　　　　　　　ブリ，蚊，ネズミなど）がいる
　　　　　　　　・ベッドのリネン類が汚染，湿潤し
　　　　　　　　　ている
　　　　　　　　・ベッド周囲に塵埃がみられる
　　　　　　　　・不適切な温湿度や照明，不十分な
　　　　　　　　　換気，すきま風
　　　　　　　☑家具，設備，物品などの汚れ
　　　　　　　□悪臭
　　　　　　　□清潔観念に対する誤った知識，また
　　　　　　　　清潔観念が身についていない
　　　　　　　□感染症（インフルエンザなど）に罹
　　　　　　　　患した人の面会
　　　　　　　☑免疫力低下の徴候
　　　　　　　☑薬物療法中（抗がん剤など）
　　　　　　　□

看護問題の原因・誘因
体　　力 ：□新生児・乳児・幼児・高齢者
　　　　　　□栄養不良
　　　　　　□衰弱・臨終
　　　　　　☑免疫力の低下（肝臓・腎臓の障害，
　　　　　　　血液疾患，抗がん剤などの薬物療法
　　　　　　　によるなど）
　　　　　　□手術，分娩

意 思 力 ：□うつ状態，無気力
　　　　　　□本人のもつタブー（こだわり）

知　　識 ：□（感染予防，薬理作用・副作用など
　　　　　　　に関するなどの）知識不足
　　　　　　□誤った知識・誤解（感染予防法など
　　　　　　　に関するなど）

＃免疫力の低下に関連した環境由来の感染の危険性

3）看護計画

ステップ 1：優先順位の決定！

《ポイント》
★問題の優先順位は，マズローの基本的欲求の階層を目安に考えるとよいでしょう
★患者の希望，治療計画，患者の状態なども考慮して決定します．

①飲食：食事内容の変化，不安・心配に関連した食事への不満足感　→　　　＃ 8

②身体の移動・姿勢保持：倦怠感に関連した身体可動性の障害　　　　→　　＃ 6

③睡眠・休息：環境への不慣れや不安に関連した睡眠の障害　　　　　→　　＃ 9

④清潔：倦怠感と治療上の活動制限に関連した皮膚・粘膜の清潔の不足　→　＃ 1

⑤清潔：免疫力の低下に関連した皮膚・粘膜の感染の危険性　　　　　→　　＃ 4

⑥環境：倦怠感と治療上の活動制限に関連した快適な環境調整の困難　→　　＃ 3

⑦環境：免疫力の低下に関連した環境由来の感染の危険性　　　　　　→　　＃ 2

⑧コミュニケーション：性分や未経験，情報不足に関連した不安　　　→　　＃ 7

⑨達成感：治療上の安静に関連した役割遂行の困難　　　　　　　　　→　　＃ 11

⑩遊び・レクリエーション：入院および治療上の安静に関連した気分転換の不足　→　＃ 10

⑪学習・発見・好奇心：情報の不足に関連した療養法の未習得　　　　→　　＃ 5

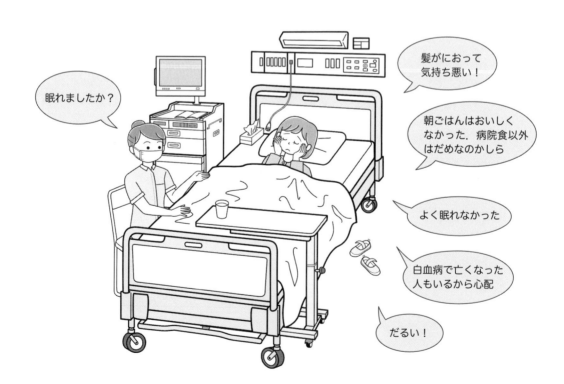

解　説

● A さんの場合は，アセスメントの結果，11 の問題が抽出できます．

● マズローの基本的欲求の階層を用いて優先順位を考えると，①，③の生理的欲求の問題が優先され，次に安全の欲求である②，⑤，⑦，次いで社会的欲求／所属と愛の欲求である④，⑥，⑧，承認（尊重）の欲求である⑩，自己実現の欲求である⑨，⑪が順にあげられます．

● A さんの状態から優先順位を考えると，④，⑤，⑥，⑦という問題は感染予防や出血予防のために優先しなければならない問題になります．また，A さんは 19 歳の女性であり，頭髪の不快感を訴えていることから，④の問題をそれより上位に優先する必要があります．

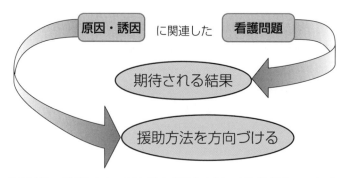

図5.5　期待される結果と援助方法（具体策）の立案

ステップ2：期待される結果（患者の目標）の設定！

《ポイント》

★期待される結果は，p. 12のRUMBAの法則を活用し，その患者の問題が予防，緩和，解決されている状態（その患者の基本的欲求が充足している状態）をイメージして設定します．

★期待される結果は，評価するときの評価基準にもなります．

★体力，意思力，知識がどれだけ高められるかを判断して達成できる目標を設定します．

★欲求が充足された状態を，誰もがイメージできるように具体的に表現します．

★長期目標と短期目標を設定します．

＃3

倦怠感と治療上の活動制限に関連した快適な環境調整の困難

期待される結果1.

　5/22までに毎日，ベッドおよびベッド周囲が使いやすく気持ちのよい状態になっている（ゴミ・埃がない，清潔で乾燥したリネン，自分の思う所に物品が配置されている）．

＃2

免疫力の低下に関連した環境由来の感染の危険性

期待される結果1.

　5/22までに毎日，感染源がない環境で生活できる（リネン類は乾燥し，汚れがない．濡れた物品，汚れた物品がベッド周囲にない．風邪をひいている人の面会がない）．

期待される結果2.

　5/22までに呼吸器感染の徴候がみられない（咳嗽，発熱，喀痰，息苦しさ，ラ音聴取，CRP値の上昇，SpO_2の低下）．

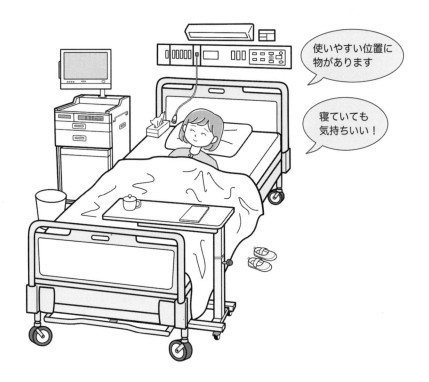

解　説

● Aさんの環境のニードに関する問題は,「#3快適な環境調整の困難」と「#2環境由来の感染の危険性」ですから,清潔な環境で感染を受けないこと,そして快適な環境の中で生活できる状態が,問題が予防・緩和されていることを示します.

● Aさんは空調管理された病室に入っていますが,「だるくて起きあがるだけでもつらい」「くずかごがティッシュでいっぱい」「飲み残しのお茶が置いてある」などの情報があり,自分で快適な環境を調整することができず,感染の危険性がある環境になっている状態です.したがって「#3の期待される結果1」と「#2の期待される結果1,2」が設定されます.

●「快適な環境調整の困難」「環境由来の感染の危険性」という問題は,貧血状態が改善し免疫力がアップするまでは継続するので,1週間ぐらいをめどに期待される結果の達成度を評価し計画を見直していく必要があります.

ステップ3：援助方法（具体策）の立案！

《ポイント》

★援助方法は看護問題の原因・誘因を考慮した方法を考えます．

★援助方法は誰がみても同じ行動がとれるように「誰が，何を，なぜ，いつ，どこで，どうする（5W1H）」という内容で表現します．（p. 12参照）

★患者の基本的欲求の充足度をふまえ，自立を妨げないように，また生活様式を尊重して方法を選択します．

★特にOPは，次の2点を意識して立案すると，実践時や評価時に必要なデータを得ることができます．

　《看護問題の原因・誘因を観察する内容と方法》

　《期待される結果の観察内容と方法》

#3について

　OP

　《原因・誘因の観察内容》

　　①援助時，患者の言動から倦怠感の有無と程度を観察する．

　　②随時，安静度の内容を確認する．

　　③随時，RBC，Hb，PLTのデータを確認する．

　　④化学療法の投与状況を観察する．

　《期待される結果の観察内容》

　　①訪室時，患者の好みの場所に物品が配置されているか，言動を観察する．

　　②朝の病床整備時，および訪室時，ベッドとベッド周囲の物品が乾燥し清潔になっているかを観察する．

　TP

　　①毎朝，患者には前室の椅子にマスク着用しすわっていてもらい病床整備を行う．

　　・生活用品の配置は患者に確認しながら行う．

　　・空調を低速運転から高速運転にして行う．終了後は低速運転にする．

　　・ほこりをたてないように粘着ローラーテープを使用し，毛髪，皮膚の落屑，塵埃を除去しながらリネンの換気をする．

　　・私物のコップ，歯ブラシなどは倦怠感が強い場合は洗浄し乾燥する．

　　②週1回リネン交換する．汚染された場合は随時交換する．

　EP

　　①援助時，倦怠感が強いようであれば，使用した私物のコップや歯ブラシを洗浄し乾燥する介助をすることを話す．

＃2について

OP

《原因・誘因の観察内容》

①随時，血液検査，血液像で WBC，好中球，リンパ球，化学療法の投与状況を観察する．

《期待される結果の観察内容》

①訪室時，屑籠の状態，ベッドおよび周囲の塵埃，ベッドリネンの湿り気や汚染，濡れたままや汚れたタオル，コップなどの有無，私物のコップ，スプーンはプラスチック製かなどを観察する．

②面会時，風邪をひいている人の面会の有無，患者および面会者のマスク着用の有無，面会時間の延長の有無を観察する．

③訪室時，上気道炎や肺炎の兆候の有無を観察する（咽頭痛，頭痛，咳嗽，喀痰，悪寒，息苦しさ，熱感，発熱）．

④VS 測定する（6 時，10 時，14 時，20 時）．呼吸音の聴取と SpO_2 を測定する．

⑤検査時，検査データを観察する（胸部 XP，CRP）．

TP

①入室時，ナースは手指消毒をしマスク着用し，援助に使う物品は専用のものとし，消毒して使用する．

②毎朝，粘着ローラーテープを使用しリネンの換気を行いながらベッドメーキングする．このとき，患者はマスク着用し，前室で椅子にすわっていてもらう．

・空調を低速運転から高速運転にして行う．終了後は低速運転にする．

・倦怠感が強く前室まで移動がつらい時は，マスク着用し臥床の状態で行う．この時，患者の頭部は空気の流れの風上にあるようにする．

③ベッド柵，ベッドランプの傘，ベッド周辺の物品は除菌クロスで拭く．

④訪室時，医療者や患者が触れるところは除菌クロスで拭く．

EP

①面会時に以下のことを患者と面会人に説明する．

・面会時は手指消毒をし，マスク着用し短時間ですませる．

・面会後は含嗽をする．

・面会人が風邪など感染症にかかっている場合は，面会を避ける．

・汚れたり濡れたタオル類は感染の原因になるので，洗濯し乾燥してからもってくる．

・コップやスプーンはプラスチック製のもので，コップは蓋があるものがよい．

・リネン類に付着した脱毛の除去に小型の粘着ローラーテープかガムテープがあるとよい．

②援助時，環境整備は毎日行うが，よく触れるところは自分でもウェットティッシュなどで拭きほこりを除去するとよいと話す．

③床に日用品を直接置かない．何か落とした時は看護師に連絡するよう訪室時に説明する（除菌クロスで清拭後渡す）．

④環境整備時，ペットボトルは直接口をつけて飲まず，コップに移してから飲用する．コップに飲み残しを放置しない．

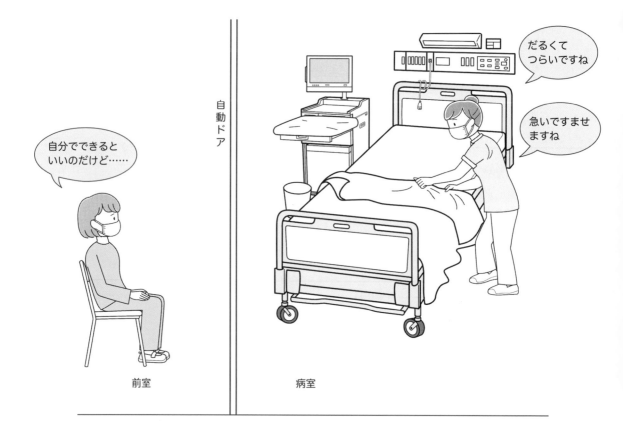

解　説

●空調管理された病室に入室し，倦怠感があり自力でくずかごの整理をすることができない状態のＡさんが，感染源のない清潔で快適な環境で生活できるようになるためには，看護師の手助けが必要です．

●くずかごのティッシュや飲み残しのお茶，ベッド上やベッド周囲の塵埃は感染源になることを理解してもらい，Ａさんができない部分を援助する計画をたてます．

●期待される結果が達成したか否か，また問題の予防，緩和，解決状況を判断するためにも，OP（観察計画）として，《問題の原因・誘因》がどうなっているかの観察と，《期待される結果》が達成しているかどうかの観察内容を計画しておく必要があります．

ステップ 4：日々の行動計画（参考例）

意　味：看護計画の中に直接含まれませんが，看護計画を実行に移すとき，頭の中で展開する行動の予定です．

ねらい：①看護は患者の日常生活行動への援助であること，また，治療計画を患者が実施するのを助けることであるということを意識して行動できるようにするためです．
　　　　②効率的な行動がとれるようにするためです．

◎学生時代は行動の予定を記述して訓練することにより，自己の行動の是非を客観視できるようになります．また卒業後は複数の患者のケアを限られた時間内に行うことが多くなりますので慣れるまでは記述してみると，効率のよい行動のとり方がみえてきます．

《ポイント》

★行動計画は立案した看護計画をその日の患者の"生活の流れ"のどこで実行できるかを考えて立案します．

★効率よく，効果的なケアを行うために，時刻や時間を考慮して行動の予定を立てます．

★医師が立てた治療計画（治療，検査，処置の予定）も考慮して立案します．

★1つの援助行動の中には，患者のもつ問題と看護計画の全体像が反映されている必要があります．（患者の問題は複雑に絡み合っていることを念頭において行動します）．

　　Aさんの看護問題と看護計画を念頭において表 5.5 のような行動の予定を立てることができます．

表 5.5　行動計画の例（一部のみ）

本日の患者の生活の流れを乱さないように計画を組み入れる（治療,処置,検査の予定を確認する）

5 月 16 日

時 間	行動の予定	留意点
9:00	（患者へ挨拶，情報収集） 引き継ぎ（情報収集） ・本日の検査・処置の予定確認 ・指導ナースと打ち合わせ（行動予定など）	〈環境整備時〉 ①観察：倦怠感の程度，ベッド昇降時，歩行時のふらつき，咳嗽，喀痰，熱感の有無，呼吸状態 ②感染予防：環境整備の物品は消毒してから入室する．患者はマスク着用，前室に移動し椅子にかけていてもらう ③事故防止：ゆっくり立ち上がるように説明し，移動時ふらつく場合は介助する（ベッド柵などにぶつけないようにする）
9:30	環境整備 ＃2，＃3，＃6，＃7	④安楽：昨夜の睡眠状態，疾病や治療に対する思いを聞きながら行う
10:00	バイタルサイン測定 ＃2，＃4	〈バイタルサイン測定時〉 ①観察：咳嗽，喀痰，熱感の有無，呼吸状態，ラ音の有無，SpO2，CRP 値 ②感染予防：物品は消毒後，使用する ③事故防止：マンシェットの加圧は最低限にする．着衣のしめつけはないか確認しながら行う ④安楽：主治医に聴きたいこと，不安に思っていることなどを話しながら行う
10:15	洗髪 ＃1，＃6，＃7	〈洗髪時〉 ①観察：咳嗽，喀痰，熱感の有無，呼吸状態，倦怠感の程度，前室洗面台までの歩行時のふらつきの有無 ②感染予防：物品は消毒し使用する．使用済みのタオル類はベッドサイドに持ち込まない
11:00 ⋮ （略）	記録・報告 ⋮ （略）	③事故防止：…（後略） ⋮ （略）

1つの援助を行う時に，その行動はどのような問題解決のための行動なのか，その時の患者はどのような状態であるのか，つねに患者の全体像を念頭におき，安全，安楽，自立を考えて行動するための留意点

★特に留意しなければならない点
①観察
②感染予防
③事故防止
④安楽（物的・人的環境，体位，精神面への配慮など）

4）実　施

《ポイント》

★自立に向けて，その患者の基本的欲求を充足するように行動します（身体面のケア，心の支え，再教育，治療計画との調整）.

★不足している部分を補い，意思の疎通をはかり，患者の意思を尊重し，ある事態では治療的ケアを，患者の皮膚の内側まで入り込むよう心がけて行動します.

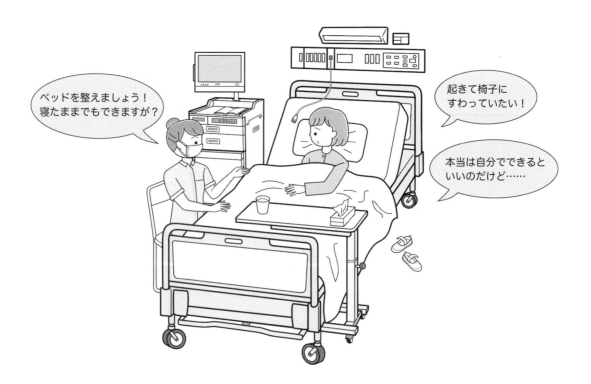

> **解　説**
>
> ●環境整備をする場合，患者さんが臥床していなければ，動作経済はよいのですが，Aさんは全身倦怠感が強く起きあがるだけでもつらいと言っていることから，どうしたいかをAさんに確認します．そして，Aさんの体調と安静度を考慮したうえで，環境整備を行います.
>
> ●Aさんは身体的機能の障害はなく19歳の看護学生ですから，易感染状態で環境整備が必要なこと，飲み残しのお茶を置かないことなどの理解力はあると考えられます．また，自分でできることはやっていきたいという意志もあると考えられます．ですから，Aさんの意志を尊重し，不足している部分を補うように援助することが大切です.

表 5.6 に経過記録（SOAP）の 1 例を示しました.

表 5.6　経過記録の例（一部のみ）

月日	時間	看護問題	情報（S, O）　アセスメント（A）　計画（P）	記載者
5/16	9:00	2, 3	S：（援助前）動くのもおっくうで，だるい．でも，前室まで行って椅子にすわっています．自分でベッドの掃除ができるといいんだけど． （援助中，援助後）のどの痛みや頭痛，息苦しさはありません．咳もでません．だるいです．物品の位置はこれでいいです．母が夕方面会にくる予定です． O：（援助前）ベッド上に皮膚の落屑，毛髪あり．リネン類のしわ，湿り気あり．飲み残しの水が蓋なしのコップに入ってオーバーテーブル上にある．くずかごはティッシュでいっぱい． （A さんがマスク着用し前室へ移動した状態で，ベッドおよびベッド周囲の環境整備実施）（6 時）T = 37.0℃，SpO$_2$ 98%. （援助後）リネンのしわ，湿り気消失し，ベッド上の皮膚の落屑，毛髪消失．ベッド周囲に濡れた物，汚れ物なし．床頭台，ベッド柵に塵埃なし，咳嗽，喀痰なし，熱感なし． 移動時は動作緩慢．安静度：入院時と同じ． （5/15）WBC 10,000/μL　RBC 250 万 /μL　Hb 7.8 g/dL 　Ht 25.5 %　PLT 2.5 万 /μL 　［末梢血液像］ 　幼若好中球（骨髄芽球 56%，前骨髄球 2%，骨髄球 1%，後骨髄球 0%） 　成熟好中球（桿状核球 17%，分節核球 7%） 　好酸球 2%　好塩基球 0%　単球 5%　リンパ球 10% 本日から化学療法開始予定.	
		2	A：期待される結果1については，ベッドリネンは乾燥し，ベッドおよび周囲は清潔になっているので達成している． 期待される結果2については，呼吸器感染様の症状がみられていないので達成していると考えられる． しかし，入院時の検査データや本日から化学療法が開始されることから，易感染状態は続くと考えられるので問題は継続している．引き続き感染予防のための環境への援助を行う． OP ⎤ TP ⎬ 初期計画続行 EP ⎦	○○○○
		3	A：「物は使いやすい位置にあります」という言葉が聞かれ，ベッドおよびベッド周囲が清潔になっていることから快適な環境になっていると考えられるので，期待される結果は達成している． しかし，入院2日目であり，入院時の検査データから，貧血状態であり倦怠感が続き，安静度もアップしていないので問題は継続． 引き続き快適な環境への援助を行う必要がある． OP ⎤ TP ⎬ 初期計画続行 EP ⎦	○○○○

▼経過記録を記載するときの留意点

　POS で記録をする場合，これは問題志向型の記録ですから，問題を中心に観察して記録することになります．しかしうっかりすると枠にはめて，自分の観察したいものだけ観てしまうという危険も起こり得ます．問題を中心に観察していても，患者には予測できない状態が無限大にあることを，つねに念頭において観察しましょう.

5) 評　価

《ポイント》

★患者がどのくらい速やかに，あるいはどの程度まで，日常の行動の自由を取り戻してきたかを，その人の行動の変容（S，Oデータ）と評価基準（期待される結果）とを比較して，達成度を判断します．

★問題が予防，緩和，解決していない場合は，看護過程の各プロセスを見直し，その理由（原因）を考えます．

★今後の改善策を考えて，看護過程の各段階の適切な部分にフィードバックします．

(5/22)
　　WBC 8,000/μL,
　　RBC　230万/μL
　　PLT　2.3万/μL
　　[末梢血液像]：
　　幼若好中球41%（骨髄芽球40%，前骨髄球1%，骨髄球0%）

O：ベッド周囲に汚れ物なし．床頭台，ベッド柵にほこりなし．リネンのシワ，汚れなし．リネン類は乾燥している．
　　安静度：5/16と同じ．
　　ラ音の聴取なし
　　咳嗽聴かれない

O：母親の面会あり，面会時間は15分程度．手指消毒し，患者，母親ともにマスクを着用している．会話時，母親は風下の椅子にすわっている．

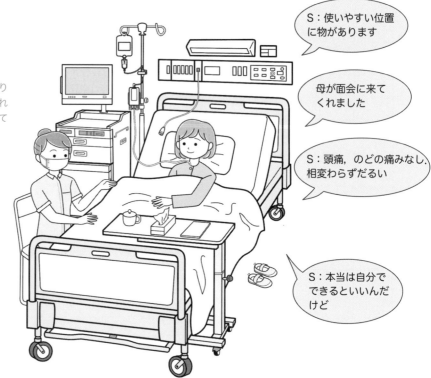

┌─ **解　説** ───

●計画を実施した結果，Ａさんの状態は，前ページのイラストにあるようなＳ，Ｏデータでした．このＳ，Ｏデータと評価基準（期待される結果）を比較して，期待される結果の達成度を判断し，また，問題の予防，緩和，解決状況を判断します．

●評価基準になるものは期待される結果の内容です（本書 p.89 を参照）．これが評価基準になりますので，イラストの中のデータと比較してみましょう．

●「物は使いやすい位置にある」「ベッドとベッド周囲は清潔」という情報から，＃３の期待される結果は達成できたと判断できます．しかし，倦怠感と活動制限は続いているので問題も継続しますから，引き続き快適な環境をつくる援助が必要になります．

●＃２については，「頭痛，咽頭痛，咳嗽なし，息苦しさなし」「ラ音なし，体温 37.2℃〜36.7℃，CRP 0.2mg/dL」「ベッドおよびベッドに塵埃，毛髪なし，汚れ物なし」などの情報から，期待される結果 1，2 は達成していると判断できます．しかし，末梢血液像の情報をみると，易感染状態は続いているので問題も継続し，引き続き感染予防のための環境調整が必要になります．

●看護計画の評価の時期は，期待される結果の達成期限がきたとき，また患者の変化に応じて行います．

●日々の評価は，経過記録（SOAP）のアセスメントの中で行われます．

└───

2 《コミュニケーション》のニード （p.92〜95を参照）

1) 収集した情報の分析・解釈（アセスメント）

ステップ1：収集した情報《コミュニケーション》のニードの未充足状態に注目する！

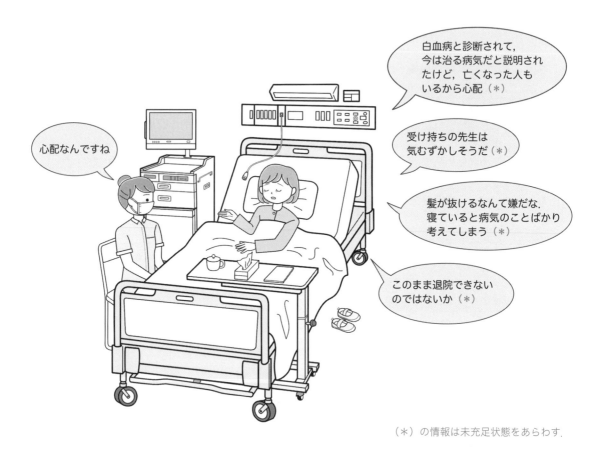

（＊）の情報は未充足状態をあらわす.

解　説

● Aさんの《コミュニケーション》のニードが充足された状態は,「生活していくうえで自分の感情, 欲求, 恐怖, 気分などを表現し, 周りの人に理解してもらえている状態」(p. 92 参照) です. この内容と収集した情報を比較してみると, 次の言葉が未充足状態のデータとしてあげられます.「主治医は気むずかしそうだ」「白血病と診断された. 今は治る病気だと説明されたけど, 亡くなった人もいるから心配」「髪の毛が抜けるなんて嫌だな」「寝ていると病気のことばかり考えてしまう」「このまま退院できないのではないか」という言葉です.

● つまりAさんは心配事や悩みを看護師に表現できていますが, 疾病や治療, 予後に関して心配し不安状態になっていますので,《コミュニケーション》のニードは充足されていないと判断できます.

ステップ２：《コミュニケーション》のニードの未充足の原因・誘因を考える！

（コミュニケーション）

S：主治医は気むずかしそうだ．白血病と診断された．今は治る病気だと説明されたけど，亡くなった人もいるから心配．これから抗がん剤を使った治療をすると，熱が出たり，吐き気がしたり，髪の毛が抜けたりするらしい．髪の毛が抜けるなんて嫌だ．寝ていると病気のことばかり考えてしまう．このまま退院できないのではないか．

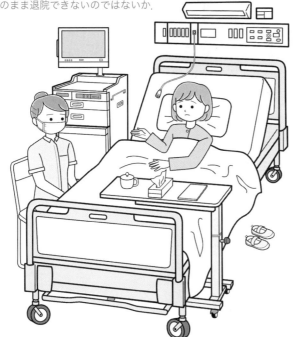

（病理的状態）

O：(5/15)

① AML

②疾病の説明（本人・母親へ）

・急性骨髄性白血病で入院治療が必要．

・化学療法で寛解状態をめざす．

③ 5/16　CV カテーテル留置予定．

④ 5/16 から化学療法開始予定．

⑤安静度：クリーンルーム内のトイレ洗面台まで歩行可．入浴禁止．

（常在条件）

S：自分のことは何でも知っていないと気がすまない．心配性．

O：① 19 歳　②女性　③看護学生　④身体機能の障害なし　⑤ふつうの知力

（睡眠・休息）

S：病気のことが気になって昨晩はよく眠れなかった．

※ミニ関連図を書いてデータを関連づけてみましょう！

解　説

●上記の常在条件や病理的状態のデータは《コミュニケーション》のニードの原因・誘因に関連する内容になります．

　Aさんは入院時に白血病と説明を受け，本日より治療が始まる状態です．これはAさんにとって未経験のことであり，「白血病は治る病気だと説明されたけど，亡くなった人もいるから心配」「髪の毛が抜けるなんて嫌だ」というAさんの言葉が聞かれること，母親の情報より「心配性」というAさんの性分を考えると，治療による副作用や予後などを心配し不安になっていると考えられます．

●また，「主治医は気むずかしそうだ」と言っていること，入院２日目であることなどから主治医とのコミュニケーションも十分にとれていないことが考えられます．そして「自分のことは何でも知っていないと気がすまない」というAさんの性分や看護学生であることを考えると，疾病や治療，予後について，納得し安心できる情報がまだ十分に得られていないことも考えられます．

●したがって，疾病の説明や治療の内容に関する情報やAさんの性格は，未充足の原因・誘因に関するデータになります．

ステップ3：《コミュニケーション》のニードの分析・解釈の結果

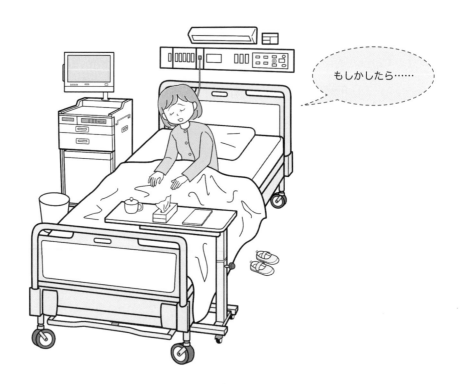

もしかしたら……

解　説

- ●Aさんの不安は，白血病と診断されクリーンルームに入院して2日目であること，そして今日から治療が開始されることなど，今まで経験したことのない生活になったことが1つの原因と考えられます．この未経験の内容についてAさんは，心配性という性分もあり，疾病の予後や治療による副作用などを心配し，さらに不安になっているのではないかと考えられます．また，「主治医は気むずかしそうだ」という言葉から主治医とのコミュニケーションがまだ十分にとれていないことが考えられます．このため「白血病と診断された．今は治る病気だと説明されたけど，亡くなった人もいるから心配」「髪の毛が抜けるなんて嫌だな」「このまま退院できないのではないか」という情報と，「自分のことは何でも知っていないと気がすまない」という性分から考えると，Aさんは，自分の病状や治療について納得し，心配や不安を緩和できる情報が得られていないのではないかと考えられます．
- ●不安感を抱いたままでは，安心して積極的に治療や看護を受けることができません．したがって，主治医を含めた医療スタッフ間で情報を共有してAさんの不安を緩和する必要があります．
- ●以上のことから，Aさんの不安の原因・誘因は未経験という体力の不足と，心配性という性分からくる意思力の不足，納得できる情報が得られていないという知識の不足が考えられます．

2）看護問題の明確化

#性分や未経験，情報不足に関連した不安：
- ・抗がん剤での治療
- ・予後の心配

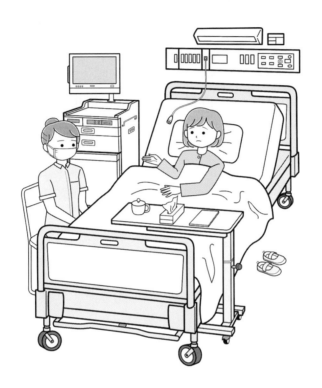

解　説

●Aさんの《コミュニケーション》のニードが充足された状態は以下のように考えられます.
「疾病，治療，予後や入院生活などに関する不安や心配などがあるときに，主治医や医療スタッフに伝え，話ができ，自分が納得できる情報を得て，心配や不安なく療養生活が送れる状態」

↓

●アセスメントの結果，Aさんはこのような状態になっていませんので，上記のように看護問題を明確化することができます.

看護問題の記述例（看護問題リストの活用法）

10　患者が他者に意思を　　　　　自分の感情，欲求，恐
　　伝達し，自分の欲求　　　　　怖あるいは "気分" を
　　や気持ちを表現する　　　　　表現して他者とコミュ
　　のを助ける　　　　　　　　　ニケーションをもつ

看護問題 10-4
不 安

定義：個人が，特定できない何らかの原因や誘
　　　　因に対して，漠然とした心配や気がかり
　　　　などの不快を感じている状態

看護問題を判定するために必要な情報

[特有の情報]：☑悩みや心配ごとの訴え
　　　　　　　☑不安を示す以下のような表現・徴候
　　　　　　　・心臓の鼓動の高まり，血圧の上昇
　　　　　　　・切迫した呼吸
　　　　　　　・紅潮した顔色や緊張の表情
　　　　　　　・手の震え・落ちつきのなさ
　　　　　　　・沈んだ表情，眠れないという訴え，
　　　　　　　　食欲不振など

[支持する情報]：□死への直面
　　　　　　　　□再発や再発作のおそれ
　　　　　　　　☑初めての困った事態
　　　　　　　　　（入院・入所，病気への罹患，治療
　　　　　　　　　や検査・処置・手術など）
　　　　　　　　□家族や友人から引き離されているな
　　　　　　　　　ど
　　　　　　　　□家族や大切な人の喪失
　　　　　　　　☑入院・入所などによる人間関係の変
　　　　　　　　　化についての気がかり
　　　　　　　　□宗教上の助言者に会いたがる
　　　　　　　　☑役割遂行上の困難
　　　　　　　　□自己概念の障害（ボディイメージの
　　　　　　　　　変化，予後への気がかり，価値観の
　　　　　　　　　対立など）
　　　　　　　　□

看護問題の原因・誘因

[体　力]：□発達段階
　　　　　□特定の感覚の喪失（見えない，聞こ
　　　　　　えない）
　　　　　□衰弱・臨終
　　　　　□運動能力の喪失や低下
　　　　　□病状の悪化・変化
　　　　　☑未経験，不慣れ

[意思力]：☑性分（心配性・神経質など）

[知　識]：☑情報不足・説明不足によるなどの知
　　　　　　識不足
　　　　　□説明が難しかったなどの理解不足
　　　　　□精神的発達の遅れ
　　　　　□誤った病識
　　　　　□誤解

#性分や未経験，情報不足に関連した不安

3）看護計画

ステップ 1：優先順位の決定！

#7　性分や未経験，情報不足に関連した不安：
　　　・抗がん剤での治療
　　　・予後の心配

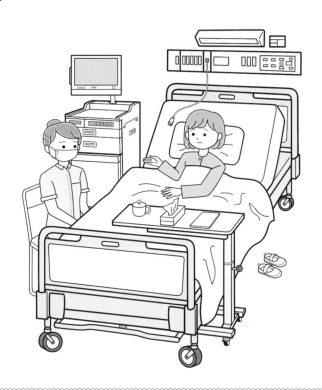

> **解　説**
> - ●この問題の優先順位は，《環境》のニードの解説（p. 114）で第 7 番目にあげました．しかし，第 5 番目にあげた看護問題「#情報不足に関連した療養法の未習得」の原因・誘因が疾病の治療や予後，入院生活を送る上での留意事項に関する情報不足ということを考えると，Aさんは自分が納得し安心できる情報を得ることができれば，不安感も緩和し積極的に病気回復のための療養生活を送ることができると考えられます．
> - ●したがってこの《コミュニケーション》のニードの問題は，第 5 番目の問題と同じ程度の優先順位と判断できます．
> - ●優先順位を判断するのは，その患者ができるだけ早く健康回復できるようにするため，またチームが一貫した姿勢で看護するために大切ですが，同時に看護実践は多重課題に対処する行動であることも認識しておく必要があります．
> - ●つまり，1 つの援助行動でも，いくつもの看護問題解決を意識した行動になっているということです．優先度の高い問題に注目しながらも多重課題に対処していくのは大変難しいことですが，つねに患者の全体像を意識して援助していくことが大切です．

ステップ2：期待される結果（患者の目標）の設定！

#7
性分や未経験，情報不足に関連した不安：
　・抗がん剤での治療
　・予後の心配

期待される結果1．
　5/18 までに主治医と疾病や治療に関する心配や不安，疑問について話をすることができる．

期待される結果2．
　5/18 までに疾病や治療に対する心配や不安を示す言動がなくなる．
　・不眠の訴え
　・疾病の予後を心配する言葉
　・治療の副作用を心配する言葉

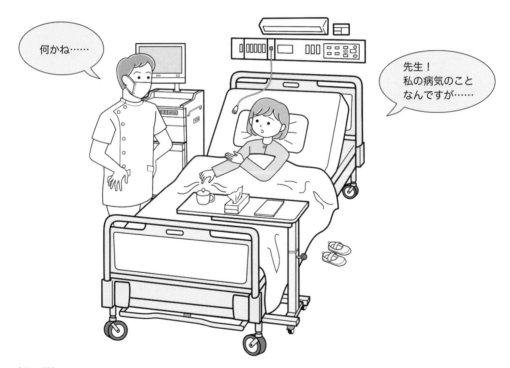

　　解　説
　●Aさんの《コミュニケーション》のニードの問題は，入院2日目で主治医とのコミュニケーションが十分にとれず，疾病や治療，予後について心配し不安になっていることが原因と考えられます．したがって，このようなAさんの思いを主治医を含めた医療スタッフに聞いてもらい，納得できる情報を得て不安感を緩和することが問題の解決した状況を示します．

ステップ3：援助方法（具体策）の立案！

OP

《原因・誘因の観察内容》

①患者と会話時，表情（下向きの目線，暗い表情，視線を合わせない話し方など）を観察する．

②チームカンファレンス時，または引き継ぎ時，主治医の患者への説明内容を確認する．

《期待される結果の観察内容》

①訪室時，患者の言動から自分の病気をどのように受け止めているかについて観察する．

②訪室時，主治医とのコミュニケーション状況を観察する．

③援助時，主治医とのコミュニケーションでは，納得できるような話を聞くことができたかについてたずねる．

④訪室時，病気に対する言動や不眠の訴えがないか観察する．

TP

①患者が疾病や治療について不安を抱いていることを主治医に伝え，診察時や治療・処置時，患者の話を聞いてもらえるようにする．

②主治医との話し合いが済んだ後，納得できたかどうか気持ちを聞き，まだ心配な点がある場合は，再度，医師と相談し話を聞くことができるように調整する．

③薬物の副作用で髪の毛が抜けることについては医師と相談しながら，抜けても治療が終われば生えてくること，抜け毛が気になるときは，生えてくるまで好みの帽子やスカーフなどの活用でおしゃれできること，ウィッグを使っている人もいることを話し，安心できるようにする．

EP

①自分の疾病について納得できるように，主治医に説明してもらうことは，看護の学習に役立つと援助時に患者にすすめる．

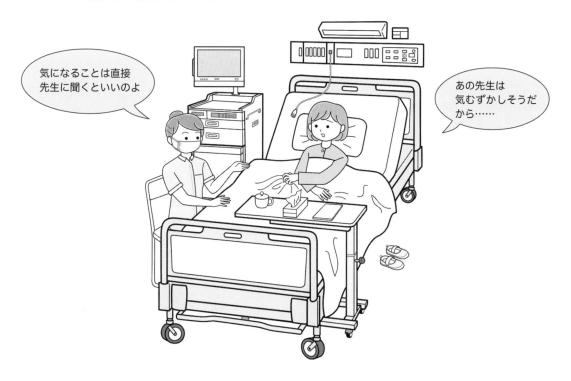

解　説

● Aさんが疾病や治療，予後についての心配や不安を緩和するためには，「主治医は気むずかしそうだ」と言っていることから，主治医とのコミュニケーションがとれ，気になっていることなどを話すことができ納得できる情報を得る必要があります．

● この場合，疾病や治療，予後に関することなので，Aさんの心配や不安の言葉を身近で聞いている看護師が主治医に情報を提供し，話ができるように調整していくことがよいと考えます．

● Aさんのこれからの入院生活を考えると，主治医とのコミュニケーションがスムースにいくことは安心して治療を受けるうえで大切です．また，疾病や治療に関することのみではなく，学習の心配などについての思いも，主治医を含めた医療スタッフに話を聞いてもらい，納得できる情報を得て不安感を緩和していくことは，前向きに入院生活を送ることにつながります．

● このようなAさんの心理状態については，主治医を含めた医療スタッフ間で情報を共有し，スタッフ全員が一貫した姿勢で対応していくことで問題解決につながるのではないかと思います．

4）実　施

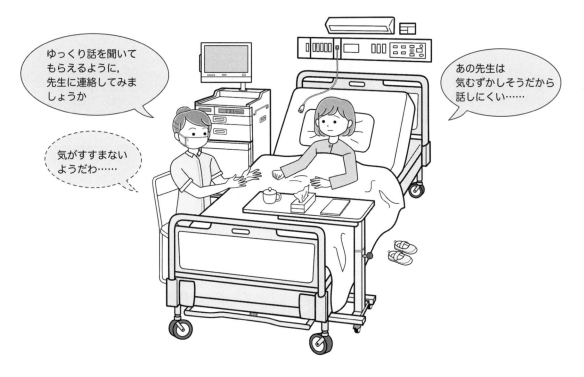

○：笑顔なし，会話時，視線を合わせる，動作緩慢

解　説

●この問題を解決していくためには，Aさんの心の動きを敏感にキャッチしながらかかわっていくことが必要になってきます．まさに，ヘンダーソンのいう「患者の"皮膚の内側に入り込む"」（p. 37 を参照）という傾聴する姿勢です．

●クリーンルーム（個室）で入院生活をするAさんが，孤独感に陥らないように，援助時はゆっくりとした態度で話を聴くことも必要です．

●また，治療に関することは主治医との連携を密にして，治療計画を妨げないように留意してかかわっていくことも大切です．

5）評　価

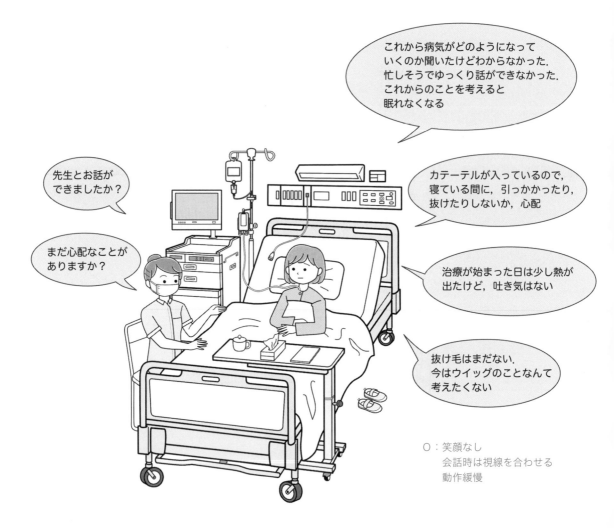

解　説

●主治医と話をした結果のＡさんの反応をみると，左記のようなＳ，Ｏデータが得られました．この内容と期待される結果を比較し，目標の達成度を判断して，問題が予防，緩和，解決しているかを考えます．

●この問題の期待される結果は，次のとおりです．
　期待される結果１：5/18 までに主治医と疾病や治療に関する心配や不安，疑問について話しをすることができる．
　期待される結果２：5/18 までに疾病や治療に対する心配や不安を示す言動がなくなる．
　（不眠の訴え・疾病の予後を心配する言葉・治療の副作用を心配する言葉）
　これと左記のデータを比較してみます．

●主治医と話をすることはできていますが，「聞いてもわからなかった」「忙しそうでゆっくり話ができなかった」というＡさんの言葉から，まだコミュニケーションが十分にとれておらず，納得できる情報が得られていません．
　さらに治療開始後は CV カテーテル抜去の心配も出てきて良眠できていません．したがって期待される結果１，２は未達成です．
　この原因として，治療，処置に対するＡさんの知識や理解度，心配している内容についての情報が不足していたこと，Ａさんの性分（何でも知っていないと気がすまない，心配性）や説明時期を考慮した方法の選択，話をする時間などについて，主治医との相談が不十分であったことが考えられます．
　特に治療の副作用の抜け毛の対処についてはウイッグの話をするのではなく，治療が開始されたばかりなので，Ａさんの気持ちを傾聴し共感することを優先する必要があったと考えられます．

●したがって，原因・誘因はなくなっていないので問題も継続しています．再度，主治医と相談し，Ａさんとゆっくり話せるような時間の調整をし，不安の緩和に努めていく必要があります．

3 《学習・発見・好奇心》のニード (p.100〜105, を参照)

1）収集した情報の分析・解釈（アセスメント）

ステップ1：収集した情報《学習・発見・好奇心》のニードの未充足状態に注目する！

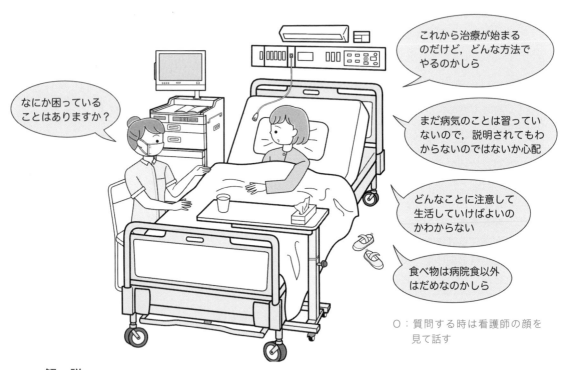

これから治療が始まるのだけど，どんな方法でやるのかしら

なにか困っていることはありますか？

まだ病気のことは習っていないので，説明されてもわからないのではないか心配

どんなことに注意して生活していけばよいのかわからない

食べ物は病院食以外はだめなのかしら

○：質問する時は看護師の顔を見て話す

解　説

- ● A さんの《学習・発見・好奇心》のニードが充足された状態は，「病気回復のために必要な制限されている内容（食事の制限，感染予防，貧血による転倒などの事故防止，出血予防）について理解し，実行していけることです．この内容と収集した情報を比較してみますと，次の内容が未充足を特定する情報としてあげられます．
「これから治療が始まるのだけれど，どんな方法でやるのかしら」「まだ病気のことは習っていないので，説明されてもわからないのではないか心配」「どんなことに注意して生活していけばよいのかわからない」「食べ物は病院食以外はだめなのかしら」という言動です．
さらに，血小板が減少し出血傾向にあるにもかかわらず，硬い歯ブラシを愛用しています．また成熟好中球の減少により易感染状態になっているため，高性能フィルターにより空調管理された病室に入っていて，より清潔な環境で生活することが望ましいのですが，飲み残しのお茶の入った蓋なしのコップがおいてあるなどの状況も見られます．

- ● A さんがこれから治療を受けて疾病を悪化させず回復していくためには，自分のことは何でも知っていないと気がすまないという性分を考えると，疾病や治療，生活上の留意事項について納得の得られる情報を得，それらの内容を理解し実行していくことが必要です．
以上のことから《学習・発見・好奇心》のニードは充足されていないと判断できます．

ステップ2：《学習・発見・好奇心》のニードの未充足の原因・誘因を考える！

※ミニ関連図を書いて思考を整理するとよいでしょう

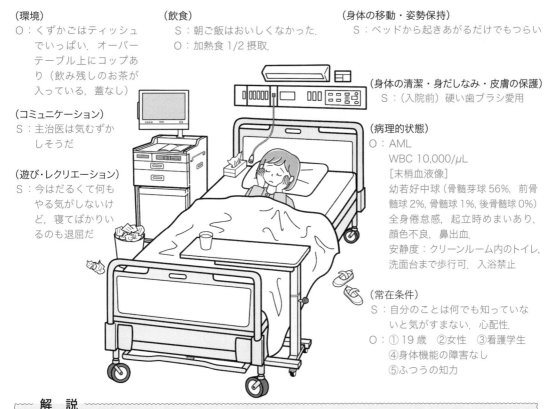

（環境）
O：くずかごはティッシュでいっぱい．オーバーテーブル上にコップあり（飲み残しのお茶が入っている，蓋なし）

（コミュニケーション）
S：主治医は気むずかしそうだ

（遊び・レクリエーション）
S：今はだるくて何もやる気がしないけど，寝てばかりいるのも退屈だ

（飲食）
S：朝ご飯はおいしくなかった．
O：加熱食 1/2 摂取．

（身体の移動・姿勢保持）
S：ベッドから起きあがるだけでもつらい

（身体の清潔・身だしなみ・皮膚の保護）
S：（入院前）硬い歯ブラシ愛用

（病理的状態）
O：AML
WBC 10,000/μL
［末梢血液像］
幼若好中球（骨髄芽球 56%，前骨髄球 2%，骨髄球 1%，後骨髄球 0%）
全身倦怠感．起立時めまいあり，顔色不良．鼻出血．
安静度：クリーンルーム内のトイレ，洗面台まで歩行可．入浴禁止

（常在条件）
S：自分のことは何でも知っていないと気がすまない．心配性．
O：①19歳　②女性　③看護学生
④身体機能の障害なし
⑤ふつうの知力

解　説

● 上記の病理的状態に関する情報や，常在条件に関する情報，《学習・発見・好奇心》以外のニードである「適切に飲食する」「身体の移動・姿勢保持」「身体の清潔・身だしなみ・皮膚の保護」「安全な環境」「コミュニケーション」「遊び・レクリエーション」に関する情報は《学習・発見・好奇心》のニードの未充足状態の原因・誘因に関連する情報になります．

● Aさんは入院後2日目で，本日から治療が開始される予定になっています．これに対して「どんな方法でやるのか，説明されてもわからないのではないか」「どんなことに注意して生活していけばよいのかわからない」「食べ物は病院食以外はだめなのかしら」と言っています．
　また，病理的状態では出血傾向がみられますが，「硬い歯ブラシを愛用している」ことや，易感染状態でクリーン・ルームに入っていますが，「飲み残しのお茶が蓋なしのコップに入って置いてある」という情報があります．

● これらのことからAさんは，治療内容や生活の仕方などについて理解し，実行できるような情報が十分に得られていないという療養法の未習得状態と考えられます．

● Aさんが知的能力はふつうで身体的能力に障害がない19歳の看護学生であり，自分のことは何でも知っていないと気がすまないという性格を考えると，Aさんは自分が理解できるような情報が得られれば，病気回復のために必要な内容を理解し実行していくことができると考えられます．

ステップ 3：《学習・発見・好奇心》のニードの分析・解釈の結果

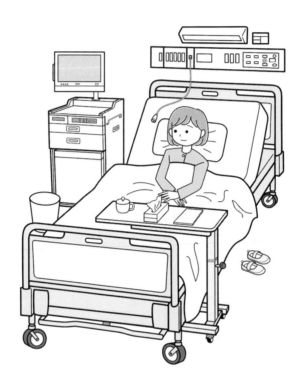

　解　説

●Aさんが病気回復のために必要な食事制限の意味や方法，感染予防の具体的方法，貧血による転倒などの事故防止行動のとり方，出血予防の方法などについて理解し実行できないでいるのは，実行していくために必要な療養法に関する情報が不足していることが原因・誘因であると考えられます．ヘンダーソンは看護師の機能について，「体力や意思力あるいは知識が不足しているために，"完全な"，"無傷の"，あるいは"自立した"人間として欠けるところのある患者に対してその足りない部分の担い手になる」と述べています（p.21 を参照）.

●以上のことから未充足の原因・誘因は，療養法に関する情報の不足という知識の不足となりますので，Aさんが療養法（食事や活動の仕方，出血予防，感染予防）について理解し納得できるような情報を提供し，行動できるように援助する必要があります.

２）看護問題の明確化

#情報の不足に関連した療養法の未習得：
　・どんなことに注意して生活していけばよいかわからない

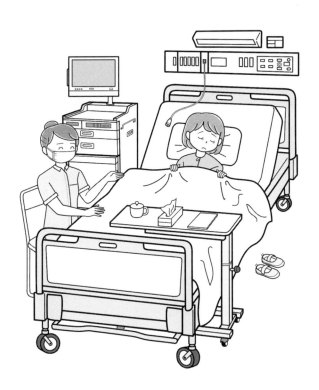

> **解　説**
>
> ●Aさんの《学習・発見・好奇心》のニードが充足された状態は以下のように考えられます.
> 「自分が設定し得る最良の健康生活習慣に従った生活を履行するのに必要な知識を得て行動できる」. 具体的には「病気回復のために必要な制限がされている内容（食事の制限，感染予防，貧血による転倒などの事故防止，出血予防）について理解し，実行していける」ことです.
>
> 　　　　　↓
>
> ●アセスメントの結果，Aさんの場合はこのような状態になっていませんので，上記のように看護問題を明確化することができます.

看護問題の記述例（看護問題リストの活用法）

14 患者が学習するのを助ける   "正常"な発達および健康
を導くような学習をし，発
見をし，あるいは好奇心を
満足させる

看護問題 14-1
療養法の未習得

定義：個人が，最良の健康生活習慣に従った生活を履行するのに必要な知識を学習していない，または不足している状態

看護問題を判定するために必要な情報

特有の情報：☑予防法や治療法についての知識不足の言動・実態

支持する情報：☑予防法や治療法についての誤った理解を示す言動
□治療法を選択することができないという言動
□医師の指示の守り方の間違いや誤解を示す言動（服薬の失敗など）
□生きることになげやりな言動
□初めての事態への直面（罹患・初発症状のイメージができないなど）
□聞いていないと言うなど
□医療者に期待していないというなど
□混乱した情報の入手
（いろいろ言われてどうしていいかわからないなど）
□何度も同じことを聞く
□治療法の複雑さ

看護問題の原因・誘因

体　力：□年齢（幼若・高齢で，まだ知らない・忘れてしまったなど）
□隔離
□麻酔下（意識レベルが低下している場合など）
□疼痛の持続
□特定の感覚の喪失

意思力：□興味・関心の喪失
□依存的
□不安，恐怖，動揺，ヒステリー，ゆううつ
□過度の自信
□不信感（医療者への）

知　識：□精神的発達の遅れ
□情報の解釈の間違いや誤った認識
□思い込み
☑情報の不足

#情報の不足に関連した療養法の未習得

3）看護計画

ステップ 1：優先順位の決定！

#5　情報の不足に関連した療養法の未習得：
　　　・どんなことに注意して生活していけばよいかわからない

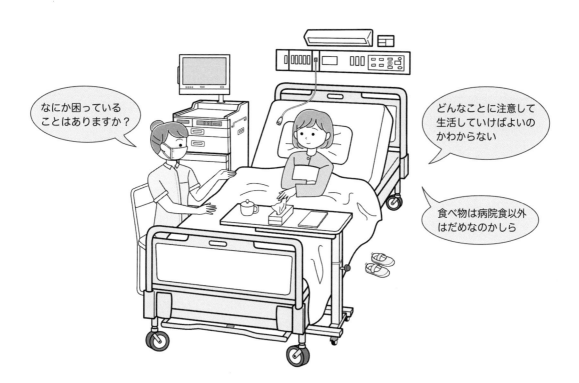

解　説

●この問題の優先順位は，《環境》のニードの解説（p.116）で第 5 番目にあげました．Aさん
　は自分が納得し安心できる情報を得ることができれば，不安感が緩和し積極的に病気回復のた
　めの療養生活（感染予防や出血予防行動など）を送ることができると考えられます．

●《コミュニケーション》のニードの解説（p.133）でも述べましたが，優先順位は決定しても
　順番に行動するためのものではなく，どの看護問題解決の援助でも，いくつもの看護問題解決
　を意識した行動になるということです．ですからこの場合，「療養法の未習得」という問題を
　解決するために援助していても，つねに他の看護問題を意識し，同時に解決しようとかかわっ
　ていくことが必要です．特に今のAさんの状態で優先度の高いものは易感染が原因の「清潔」
　や「環境」のニードの問題ですから，安心できる情報が得られるようにかかわりながらも，感
　染予防のために身体の清潔や環境への援助計画も念頭に置いて援助していくことが大切です．

ステップ２：期待される結果（患者の目標）の設定！

＃5
情報の不足に関連した療養法の未習得：
　・どんなことに注意して生活していけばよいかわからない

期待される結果
　5/18 までに以下の内容について理解した言葉が聞かれ行動できる．
　　1）食事の制限について理解した言葉と行動
　　2）貧血による転倒予防について理解した言葉と行動
　　3）出血予防について理解した言葉と行動
　　4）感染予防について理解した言葉と行動

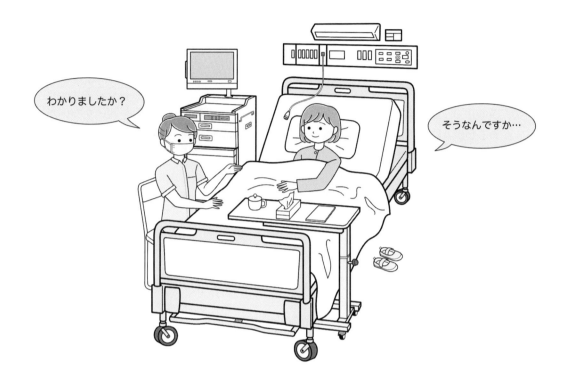

解　説

●Aさんの《学習・発見・好奇心》のニードの問題は，入院後2日目で，本日から治療が開始される予定になっていますが，「どんな方法でやるのか，説明されてもわからないのではないか」「どんなことに注意して生活していけばよいのかわからない」と言い，治療内容や生活の仕方などについて，理解し行動できるような情報が得られていないことが原因と考えられます．

●したがって，治療内容や方法について理解し，感染予防や出血予防の行動がとれることが問題の解決した状況を示します．

以上のことから左のページのように，期待される結果（患者の目標）を設定することができます．

ステップ3：援助方法（具体策）の立案

#5

情報の不足に関連した療養法の未習得：
・どんなことに注意して生活していけばよいかわからない

OP

《原因・誘因の観察内容》

①入院時に Dr. または Ns. から出血予防や感染予防の必要性や方法について説明を聞いたことがあるか患者に確認する．またどのように受け止めているか確認する．

②援助時に患者が知りたいと思っていることを聞く．

③患者への説明内容について Dr. と Ns. 間で情報交換する．

④末梢血検査時，WBC，RBC，Hb，PLT，血液像や治療内容，安静度の内容を確認する．

《期待される結果の観察内容》

①食事制限について

・説明時の言動を観察し，加熱食の必要性や食べられる食品などについて理解できたか確認する．

・配膳時や下膳時，病院食以外に食べたいものがあるときは，看護師に相談できているか聞く．

②貧血による転倒防止について

・説明時の言動を観察し，転倒などの事故防止行動をとる必要性や事故防止方法が理解できたか確認する．

・食事，洗面，トイレ歩行時などの動作時，ゆっくり起きあがり，ふらつきなく歩行しているか観察する．

③出血予防

・説明時の言動を観察し，出血予防の必要性や予防方法が理解できたか観察する．

・訪室時，歯ブラシを柔らかいものに変更したか確認する．

・ベッドから起きあがる時，臥床する時，歩行時など，ベッド柵や椅子，ドア，手すりなどにぶつけていないか観察する．

・訪室時，緊迫した下着やパジャマを着用していないか観察する．

・バイタルサイン測定時，月経血の状態（量，期間）を聞く．

・清拭時に出血斑の有無，採血時の出血時間などを自分で観察する言動がみられるか観察する．

④感染予防

・説明時，易感染状態であることから感染予防が第1であること，感染予防方法について理解できたかを観察する．

・環境整備時，処置時，面会時にマスク着用しているか観察する．

・訪室時，ベッド，ベッド周囲を整理・整頓し，不要な物品を置いていないか，飲み残しをしていないか観察する．

・環境整備時，コップなどは洗浄し，乾燥させているか，プラスチック製，蓋つきのものを使用しているか観察する．

・訪室時，ベッド柵，オーバーテーブル，床頭台など触れる場所をウェットティッシュなどで拭き，ベッド上の毛髪などは粘着ローラーテープで，随時，除去しているか観察する．

・清拭や洗面時，カテーテル挿入部を濡らさないように注意しているか観察する．

・面会終了後，含嗽しているか，排泄時ウォシュレット ® を使用しているかたずねる．

・面会時など面会者に感染予防の協力を依頼しているか観察する．

TP

①疾病の治療や検査データについて，患者にどのように説明していくか主治医と話し合い，説明内容を調整し共有する．

EP

　主治医と説明内容を調整した後，環境整備時や清潔の援助時，Ａさんの反応を見ながら以下のことを説明する（病棟で作成したパンフレットや，許可があればＡさん用に，個別に作成したパンフレットやリーフレット，タブレットなど使用して説明する）．

①食事について

・加熱食の必要性（大好きな納豆は耐熱性のある芽胞を作り死滅しにくいこと，生卵，生野菜サラダは細菌汚染の可能性があることからさけることなど）．

・病院食以外に食べたいものがある時には看護師に相談すること．

②貧血による転倒予防について

・ゆっくり起きあがる，トイレ，洗面時は手すりを利用しゆっくり歩き，ふらつく場合は椅子を利用する．

③出血予防について

・5/17 までに柔らかい歯ブラシを使用する．

・緊迫した衣服を着用しない．

・身体をベッド柵や手すりなどで打撲しない．

・月経血の異常（通常よりも量が多い，期間が長いなど）がある場合は Ns. や Dr. に連絡する．

④感染予防について

・環境整備時や処置時，面会時はマスクを着用する．

・ベッド，ベッド周囲を整理・整頓し，汚れた衣類や濡れたタオルなどは置かない．

・コップは洗浄し，乾燥できるものでプラスチック製，蓋つきのものを使用する．

・ペットボトルは直接，口をつけず，コップにあけるか，ストローを使用し飲み残しをしない．

・ベッド柵，オーバーテーブル，床頭台など手で触れる場所をウェットティッシュなどで拭き，ベッド上の毛髪などは粘着ローラーテープで除去する．

・床に物を置かない，床に物を落とした時は自分で拾わず看護師に依頼する．

・トイレ歩行時は手指消毒し，面会後は含嗽する．

・洗面時，手洗い時，清拭時，カテーテル挿入部を濡らさない．

・排泄時はウォシュレット® を使用し乾燥する．

・面会は一度に複数人ではなく一人に制限し短時間にする．

・風邪をひいている面会者は遠慮して欲しいことを，家族や友人に伝える．

⑤説明時，今，体験していることが看護の学習になることを伝え，不明な点，疑問などがあれば，いつでも相談にのれることを話す．

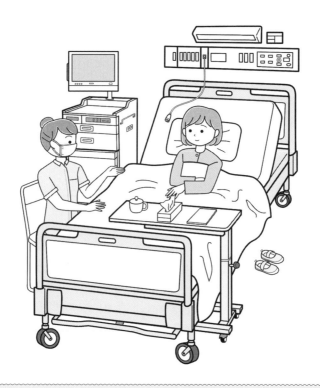

解　説

- ●Aさんが看護学生であり，自分の意思をはっきりもっていることを考えると，疾病の治療は，医療者からの一方的な援助ではなく，Aさんの意思によっても治療効果が増減するものであることを理解してもらい，Aさんが納得し前向きに取り組めるようにすることが大切です．
- ●入院直後から，疾病の予後や学習の継続，生活の仕方について心配し不安感をもっているAさんですから，入院生活上の注意事項などについて説明し実行できるように援助する必要があります．
- ●具体的には，食事については加熱食の意味と必要性について理解できるように説明すること，出血傾向については，硬い歯ブラシを愛用しているということなので，柔らかいものに変更した方がよいこと，また，倦怠感が強い状態なので，トイレ歩行時などふらついて打撲したり，転倒したりしないように指導する必要があります．そして最も優先度の高い感染予防については，病室環境の特殊性を理解してもらい，感染源になるような物品（濡れたタオルや水，お茶などの飲み残しなど）に注意し，頻回に使用する場所は，適宜ウェットティッシュなどでほこりを拭きとること，手指消毒や含嗽の励行，CVカテーテル挿入部を汚染しないこと，風邪などの感染症に罹患している人の面会の制限などについて，口頭のみではなくパンフレットなどの資料を活用して理解してもらうことが大切です．
- ●指導にあたっては看護スタッフのみではなく，主治医を含めた医療スタッフ間で説明内容などについて十分に話し合い，情報を共有して援助することが大切です．
- ●また，指導と同時に，看護師や主治医とのかかわりはすべて看護の学習につながっていること，そのため，入院していても看護の学習は継続できていることを説明することが，不安感の緩和につながります．

4）実　施

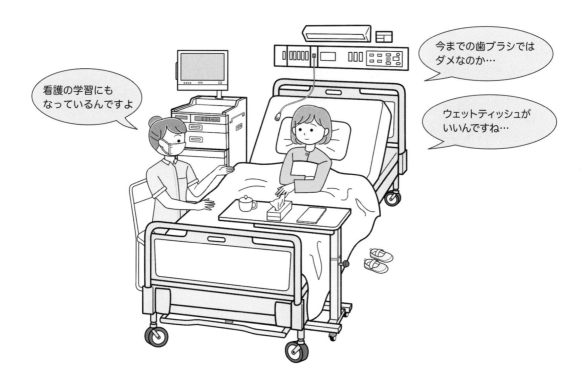

解　説

●実施は看護師の独自の機能である基本的欲求を充足する行動を助けること，いわゆる日常生活行動を助けることですが，同時に医師がたてた治療計画を患者が実施するのを助けること，そしてこれらの援助は医療チームの一員として協働して行うことですから，医療スタッフ間での十分な話合いが必要です．特にAさんは主治医から病名を白血病と説明されていても，予後や治療について不安感を抱いていますので，主治医との連絡・調整を密に行い，言葉の使い方など具体的に話合っておくことが大切です．

●Aさんの「自分のことは何でも知っていないと気がすまない」という性格を考えると，自分の意思をしっかりともっていると思われます．治療計画を実施するのはあくまでもAさん自身ですから，Aさんが治療計画を実施していくために必要な専門的知識や技術を提供して側面的に助けるという姿勢，つまり，Aさんの意思を尊重し，自立を妨げないように援助をするという看護師の基本的姿勢を忘れてはならないと思います．

●また，実施時は言葉だけでなく，表情やしぐさなどからAさんがどのような気持ちでいるかを推察しようとする姿勢（いわゆる皮膚の内側まで入り込むかかわり）も必要です．

●Aさんとの良好な関係のもと，細かい反応を見逃さずに継続的にアセスメントし援助していきます．

5）評　価

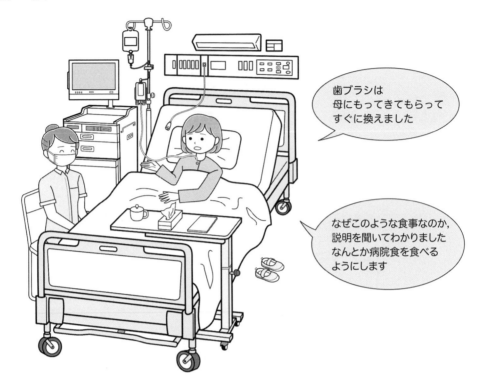

歯ブラシは
母にもってきてもらって
すぐに換えました

なぜこのような食事なのか，
説明を聞いてわかりました
なんとか病院食を食べる
ようにします

S：
（食事の制限について）
なぜこのような食事なのか説明をきいてわかりました．治療
が始まって食欲があまりないので，ほかに食べたいものはあ
りません．今は何とか病院食を食べるようにします．
（転倒予防について）
だるいので動くのはつらいです．でもトイレや洗面ぐらいは自
分で歩いて行きたいです．ゆっくりですがふらついたりはして
ないです．
（出血予防について）
どこにもぶつけないように注意して起きあがるようにし
ています．
努責しないで便が出ます．
歯ブラシは母親にもってきてもらってすぐに変えました．歯
ぐきの出血はありません．
（感染予防について）
このような病室に入院しなければならない理由は，入院時
に主治医から説明されていたのでわかっています．
トイレ使用時はウォシュレット®で洗ってるけれど面倒なの
で乾燥まではやらないことがある．
持ち込めない物や面会人，時間の制限については何となく
わかるんですが，ほかにも注意しなければならないことがあ
るんだろうけど，細かいことはわからないです．
頻回に触る場所や物をウェットティッシュで拭いた方がよい
のはわかっているのですが，だるくて時々しかやっていません．

O：
病棟で作成したパンフレット（出血予防，感染予防に関す
る）を使用し，入院2日目，環境整備時に前室で説明した．
トイレ，洗面の歩行時ふらつきはみられない．鼻出血なし，
採血時，止血まで11分，清拭時点状出血，紫斑みられ
ない．着衣はゆったりしている．
前室へ移動時，面会時はマスク着用し，終了後，含嗽し
ている．かぜ様症状のある面会者はいない．
ベッドおよびベッド周囲に汚れ物，毛髪，濡れたタオルな
し，コップは乾燥している．ゴミ箱は空になっている．時々，
小型の粘着ローラーテープでベッド上のほこりや毛髪を除
去している．
洗面時，清拭時はカテーテル挿入部をぬらさないようにし
ている．

解　説

●立案した計画に基づいて実施した結果，Aさんからは左のイラストのような S，O データが得られました．この内容と期待される結果を比較し，期待される結果（目標）の達成度を判断して，問題が予防，緩和，解決しているかを考えます．

●《学習・発見・好奇心》の期待される結果（p.146 ～ 147）と左記のデータを比較してみます．食事の制限については，制限の意味を理解し，何とか病院食を食べようとしています．転倒予防行動についても，今のところふらつきもなく歩行できているようです．出血予防では歯ブラシを柔らかいものに変更し，今のところ出血もみられていません．感染予防については病室環境の特殊性については理解していますが，「ほかにも注意しなければならないことがあるんだろうけど，細かいことはわからない」と言っています．そしてウォシュレット® 使用時，「面倒で乾燥までやらないことがある」と言い，頻回に触わる場所のほこりの除去について必要性は理解していても「倦怠感のために時々しかやっていない」と言っています．

これらのことから，食事制限や転倒予防，出血予防，感染予防の必要性は理解し，現在までに転倒や出血，感染の徴候はみられていません．しかし，ウォシュレット® の使用時に「面倒で乾燥までやっていない」「細かい注意事項についてはわからないことがある」と言っていることから，十分に理解し行動できているとはいえません．したがって，期待される結果（目標）は一部のみ達成と判断できます．

●「細かいことまではわからない」というデータから，原因となっていた情報の不足はまだ続いています．さらに，ウォシュレット® 使用時，面倒で乾燥までやらないことがある」というデータと，頻回に触る場所を「だるくて時々しか拭いていない」というデータを関連づけてみると，この問題の原因は情報不足という知識の不足のみではなく，倦怠感という体力の不足も原因・誘因と考えられます．ですから，問題は継続しています．

●したがって問題の原因・誘因を修正し，援助方法（具体策）の追加や修正をする必要があります．具体的には看護問題（p.143）を「＃ 5 倦怠感や情報の不足に関連した療養法の未習得」と修正します．援助方法（p.148 ～ 149）は，TP に「②倦怠感強い時は，看護師が訪室時にウェットティッシュなどで頻回に触る場所を拭く」を追加します．EP ④は一部修正し「ベッド柵，オーバーテーブル，床頭台など手で触れる場所をウェットティッシュなどで拭き，ベッド上の毛髪などは粘着ローラーテープで除去するように指導する．ただし，倦怠感が強い時は無理をしないように指導する」とします．さらに，「ウォシュレット® 使用時，乾燥まで行うと感染予防につながることの意味」，そのほかAさんが知りたいことや，疑問に思っていることについて聞きながら指導する」とします．

参考資料

参考資料 1. 看護記録用紙の例

記録の様式は学校や病院で独自のものを作成し使用していらっしゃることと思います。
ここではAさんの事例展開に使用した記録の様式にそって、その記録内容の関連をまとめてみました。すべて関連していることを理解し、看護過程を使っていくときの参考にして頂ければ幸いです。

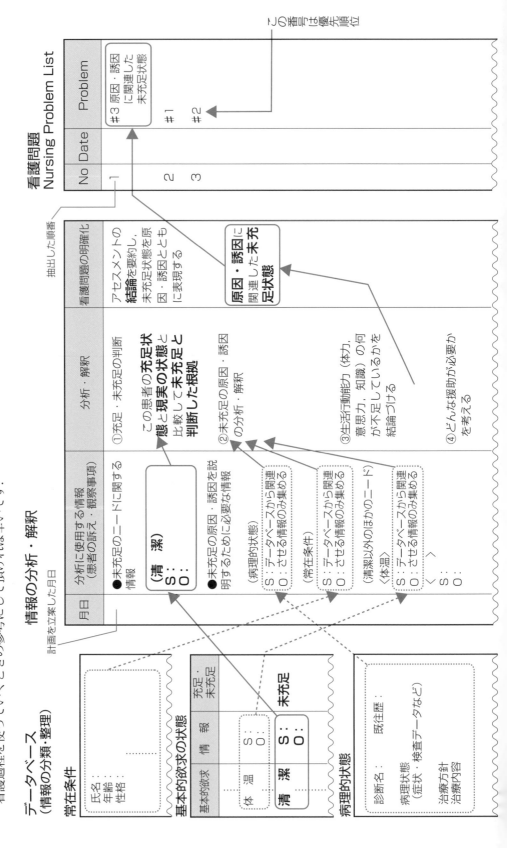

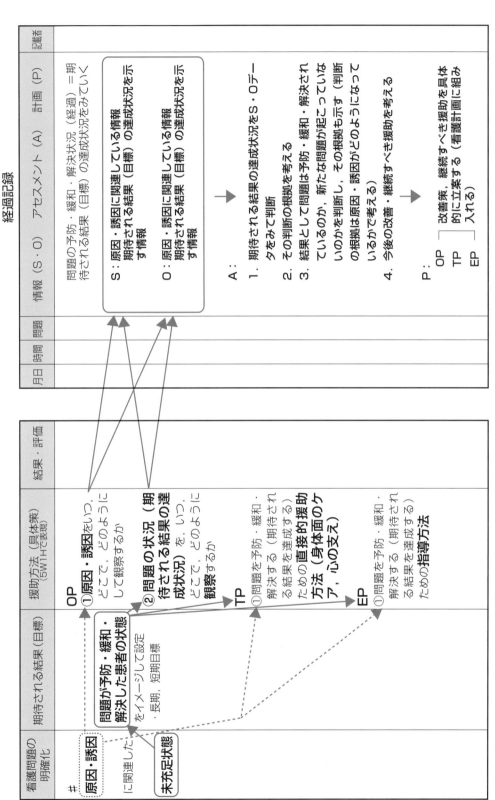

経過記録

実施記録

看護計画

※経過記録はこれ以外にフローシート（経過一覧表），サマリー（要約記録）があります．

参考資料2.

基本的看護の構成要素および情報収集項目

本項の記述に際して，筆者らは以下のことを考慮した.

- 「基本的欲求が充足した状態」とは，体力，意思力，知識を用いて基本的欲求を満たすための日常生活行動を人が自立して行えている状態ととらえた.
- ヘンダーソンの「看護の基本となるもの」に忠実に，情報収集項目を主観的データ（S），客観的データ（O）で列挙した.
- 「基本的欲求」の未充足状態を，「基本的看護に関する看護問題リスト一覧」として，「参考資料3」として掲載した（164ページ）.

1. 正常に呼吸する

基本的欲求が充足した状態	主観的データ（S）	客観的データ（O）
1. ガス交換が正常に行われている	①情緒的なストレス ②多幸ないし意気揚揚の感じの有無など	①呼吸の性状（呼吸音，呼吸数，リズム，ため息の有無など） ②分泌物 ③姿勢・体位 ④胸部の拡張や呼吸筋の動き ⑤皮膚の色（蒼白，チアノーゼなど）や表情 ⑥呼吸を障害する因子やアレルギーの有無 ⑦検査データ（血液ガス）
2. 安楽に呼吸ができる	①呼吸閉塞の不安や脅威（息苦しさの訴えなど） ②屋内の空気環境に関する不快（窓の開閉が気になるなど） ③呼吸閉塞などの予防手段の理解	①呼吸を障害する因子やアレルギーの有無 ②枕，ベッド，椅子，パッドなどの使用状況 ③室内空気の調整（温度や相対湿度，人体に刺激となる物質の有無，不愉快な臭気の有無） ④呼吸機械の類の装備や取り扱い状況 ⑤姿勢や体位（分泌をうながす特殊体位なども）

2. 適切に飲食する

基本的欲求が充足した状態	主観的データ（S）	客観的データ（O）
1. 必要な栄養がとれている	①食欲 ②好み，嗜好 ③欲しいときに自由に食べられないストレス ④肉体的な苦痛	①摂取量や食品 ②身長や体重 ③医師の食事処方 ④食事時間や回数，間隔 ⑤食事のとり方（経口，経管栄養など） ⑥食事の安全性（食習慣，風習，タブーの有無） ⑦地域のヘルパー派遣の施策など ⑧静脈内注射や注腸の管理など ⑨検査データ（血清アルブミン値，総たんぱく）
2. 楽しく食べられ満足感がある	①嗜好，食物や飲み物の希望 ②情緒的なストレス ③肉体的な苦痛の有無 ④普通の生活感の有無 ⑤隔離感からの解放感の有無 ⑥欲しいときに自由に食べられないストレス	①摂取量や食品 ②食事の場所や移動手段（食堂か，松葉杖かなど） ③健康なときの食事作法が守られているか ④介助者の態度（すわって，喜んで，同じ人が，自立を考えて，見える場所で介助しているか） ⑤調理法（美的かなど）

3. あらゆる排泄経路から排泄する

基本的欲求が充足した状態	主観的データ（S）	客観的データ（O）
1. 生理的で正常な排泄である	①情動の状態 ②社会的タブーの受けとめ方（男性の医師に話しづらいなど）	①排便・排尿の回数や間隔，排泄量 ②排泄物の性状（外見，においなど） ③発汗，肺からの水分排泄，メンストレーションの状態 ④排泄の動作や姿勢，体位 ⑤排泄場所や構造・設備用具・器具（便器やおむつなど） ⑥排泄物の各種検査値 ⑦排泄の訓練やリハビリ
2. 排泄後の快感がある	①身体的苦痛 ②精神的苦痛（気がね，プライバシーなど）	①身体の障害の有無 ②トイレの設計や設備，臭気調整，寒冷からの保護，便器やおむつの使用など ③皮膚の状態（発汗や乾燥の有無） ④プライバシー ⑤衣類やベッドの汚染

4．身体の位置を動かし，またよい姿勢を保持する（歩く，すわる，寝る，これらのうちのあるものをほかのものへかえる）

基本的欲求が充足した状態	主観的データ（S）	客観的データ（O）
1．歩行，立つ，すわる，眠るなどの姿勢が適切である	①気分や生活態度（寝返り，起き上がりができない，だるいなどの訴え）	①姿勢や体位 ②病気や障害の状態（動けない，意識がない，麻酔されている，寝たきりなど） ③体位保持の状況（バランス，整肢，支持など） ④医師の指示 ⑤体位変換の時間 ⑥褥瘡の有無や体の清潔 ⑦寝たきりの生活から解放するための機械・器具（振動ベッドやフレームベッドなど）の活用
2．よい姿勢のとり方を理解している	①気分や生活態度	①姿勢や動作の変化 ②よい姿勢をとれるようなベッドや寝具，椅子の整備

5．睡眠と休息をとる

基本的欲求が充足した状態	主観的データ（S）	客観的データ（O）
1．休息や睡眠が自然にとれる	①上手に休息できない感じ ②不眠感 ③睡眠薬への依存 ④麻薬への依存	①睡眠時間 ②入眠中の状態 ③睡眠薬使用の有無 ④麻薬使用の有無 ⑤病気に伴う苦痛の有無（痛み，痒み，咳，空腹感など） ⑥興奮させるような出来事の有無 ⑦何か起きてやらなければならないことの有無 ⑧音楽や読み物の必要性
2．ストレスや緊張感からの解放感がある	①淋しさの有無 ②ホームシックの有無 ③イライラする感じ ④全身の筋肉の緊張感の有無 ⑤楽な気分	①人をイライラさせる刺激の有無（物音，におい，使用中の物品など） ②不幸な出来事の有無 ③身体の清潔 ④寝具の適切さ ⑤安心感を与える人の有無

６．適切な衣類を選び，着脱する

基本的欲求が充足した状態	主観的データ（S）	客観的データ（O）
１．適切な衣類を身につけている	①暑い ②寒い ③清潔 ④動きやすい ⑤快適	①寒・暑への対処 ②清潔さ ③治療上の適正 ④生活上の適正 ⑤発達，自立の程度（乳児，無力者，意識障害者など） ⑥正常時の衣習慣の不必要な妨げ
２．きちんと身づくろいができる	①衣類・装身具の好み ②自尊感情	①衣服の種類 ②着脱行為の自立度（乳児，無力者，意識障害者など） ③きちんと着ているか ④だらしなくしているか ⑤衣類・装身具の好み

７．衣類の調節と環境の調整により，体温を生理的範囲内に維持する

基本的欲求が充足した状態	主観的データ（S）	客観的データ（O）
１．体温が生理的範囲内にある	①肉体的苦痛の訴え ②精神的苦痛の訴え	①測定した体温 ②環境条件（温湿度） ③衣類，寝具の選択 ④活動の程度 ⑤食餌摂取量
２．体温調節につとめることができる	①不愉快なほどの暑さ ②不愉快なほどの寒さ	①すきま風 ②環境条件（温湿度）の調節 ③衣類，寝具の調節 ④活動制限（安静度） ⑤活動量の調整 ⑥摂取栄養の増減 ⑦沐浴，温熱刺激の適用

8．身体を清潔に保ち，身だしなみを整え，皮膚を保護する

基本的欲求が充足した状態	主観的データ（S）	客観的データ（O）
1．皮膚や粘膜が清潔になっている	①皮膚，毛髪，爪，鼻，口，歯などの不快感	①皮膚，毛髪，爪，鼻，口，歯などの清潔状態（におい，皮膚のたるみ）
2．清潔の基準が保たれている	①衛生的ケアに対する訴え	①健康時の清潔の基準 ②いまの清潔の基準 ③いまの清潔行動の方法と頻度（入浴，シャワー浴，部分浴，清拭）
3．他人に受け入れられやすい身だしなみである	①人間関係に関連する訴え	①身だしなみの美しさ（毛髪の乱れ，無精ひげの有無など） ②身だしなみの清潔さ（鼻汁・目やに・体臭の有無など） ③化粧品の選択（TPO に合った化粧など）

9．環境のさまざまな危険因子を避け，また他者を傷害しないようにする

基本的欲求が充足した状態	主観的データ（S）	客観的データ（O）
1．自分で自分の環境を自由に調整し，快適な環境にできる	①無知によるおそれやタブーの悩み（階級制度，習慣，信仰など） ②共同生活の受け入れ ③環境の危険の認知	①環境調整の自由の有無 ②同室者 ③精神錯乱・精神病者・自殺ぐせのある患者の保護や伝染病患者の感染防止の措置
2．周囲に危険なものがない	①危険防止のための知識	①機械的損傷（墜落など），物理的危害（火傷など），毒性化学物質，動物や昆虫の害，常在性の病原微生物の有無 ②安全を守る患者教育の実施 ③病院管理の適切さ（必要のない抑制の有無など） ④建物の構造や設備 ⑤害虫駆除の実施 ⑥家具・設備・物品の消毒や滅菌 ⑦看護師の感染予防策
3．知らずに他人に害を与えない	①錯乱状態 ②妄想状態 ③感染や予防に対する知識や欠如の有無	①未発見の伝染性疾患の潜伏（結核，性病，亜急性の咽頭連鎖球菌感染症，腸チフス保菌者など） ②看護師の手洗い ③看護師の指示への従事（予防衣・マスク・手袋着用・消毒，滅菌の設備や物品の装備） ④使い捨て物品の活用など

10．自分の感情，欲求，恐怖あるいは"気分"を表現して他者とコミュニケーションをもつ

基本的欲求が充足した状態	主観的データ（S）	客観的データ（O）
1．自分の欲求，興味，希望などを十分に自分の身体のうえに表現できる	①表現への満足感	①身体上の表現（心臓の鼓動，呼吸の状態，顔色の変化，姿勢，表情，動作など） ②解釈者，代弁者の存在
2．まわりの人々に理解してもらえる	①患者・家族の悩みや思い，心配ごと（入院生活の悩み，死の威嚇に直面した患者の家族・友人の苦痛），会いたい人（家族・親類・友人・宗教関係者など）	①患者・家族の表情や動作 ②面会者の有無 ③患者についてのカンファレンスの主催や関係者（患者本人も）の参加 ④媒介者（看護師も含む）の記録・報告の内容やモニター情報など

11．自分の信仰に従って礼拝する

基本的欲求が充足した状態	主観的データ（S）	客観的データ（O）
1．だれもが（聖人も罪人も）ひとしく医療従事者の援助を受けられ，かつ自分の信じる教義・思想に従う権利が守られる	①信仰や信条などに従って生活できているという気持ち	①医療従事者の倫理的綱領の遵守（民族，主義，人種などによる差別の有無など） ②医療従事者の法的義務の遵守（患者の秘密を守る行為や診療記録の守秘など） ③医療従事者によるある種の思想の強要の有無など
2．自分の宗教に基づいた生活の仕方ができる	①宗教に基づいた生活に必要な看護師の援助に対する希望 ②病院での日常診療の中の葛藤	①宗教に基づいた生活の履行（礼拝堂にいく，牧師の訪問を受ける，牧師と話せる，聖餐を受けるなど） ②日々の生活の中の宗教による規制（ある種の食物の禁止やレクリエーションの禁止，断食の日，安息日など） ③看護師（医療者）の信仰に対する態度（知識や寛大さなど）

12．達成感をもたらすような仕事をする

基本的欲求が充足した状態	主観的データ（S）	客観的データ（O）
1．身体的あるいは精神的に仕事（生産活動）ができる	①興味 ②仕事への関心の徴候 ③物事を成し遂げたいという気持ちの有無 ④楽しみの有無	①肉体的な限度の有無（昏睡状態，病弱，重症など） ②知識・技術・経験 ③1日の活動から生じたもの ④離職期間 ⑤リハビリテーションの活動の有無 ⑥セラピスト（物理療法士，作業療法士，遊戯療法士，就職カウンセラー，その他の専門家達）の協力関係
2．自分が社会に受け入れられているという満足感がある	①社会の期待 ②やり遂げたいと願う関心事 ③無価値感	①1日の過ごし方と仕事（生産活動）から生じたもの ②作業時の表情（楽しみながら行っているか）

13．遊び，あるいはさまざまな種類のレクリエーションに参加する

基本的欲求が充足した状態	主観的データ（S）	客観的データ（O）
1．変化や気分転換，慰安，レクリエーションなどの機会がある	①周囲の人の想像力と才能 ②過去の経験や趣味・知性，交友関係など	①遊び，レクリエーション活動のための環境（音楽や読書，ゲーム，テレビ，パーティー，楽しめる運動，部屋の模様替えや戸外への車椅子での移動，移動図書館，音楽や芝居の実演，ワゴンによる買物，レクリエーション室や運動のための設備の有無など） ②患者の背景（性別・年齢など） ③患者の一般状態，疾病の重症度，ハンディキャップの有無など ④レクリエーション計画やボランティア・遊戯療法士・家族や友人の活用
2．気分が引きたち，楽しく生き生きしていられる	①欲しいもの，したいこと ②生活の流れにのっているという気持ち 　（例えば，病床から妻に誕生日のプレゼントをする気持ちの有無など）	①無思慮に無駄に部屋に閉じこめられていないか ②遊びやレクリエーションなどへの参加

14．“正常”な発達および健康を導くような学習をし，発見をし，あるいは好奇心を満足させる

基本的欲求が充足した状態	主観的データ（S）	客観的データ（O）
1．自分が設定し得る最良の健康生活習慣に従って生活できる	①生活習慣への本人の動機づけや受け入れ ②予防法（治療法）についての知識（知らないための病気の悩みなど） ③治療法の選択の意志 ④患者の理解力の程度 ⑤養生法を守る生活の中での間違いや誤解のための悩みなど ⑥生きる（あるいは死ぬ）ことの受けとめ方	①個人個人の必要への健康法の適応の状態やそのプランへの加担（イニシアティブのとり方など） ②看護師の健康指導，訓練，教育（再教育やリハビリテーション） ③医師の養生法の守り方（間違いの有無など） ④健康法や衛生の実際のやり方についての看護師への期待 ⑤患者を助ける医療チームの責任の引き受け方の実施

参考資料3. ヘンダーソンの基本的看護に関する看護問題リスト一覧

基本的欲求が充足した状態	看護問題（基本的欲求の未充足状態）	看護問題の定義
1. 正常に呼吸する 1）ガス交換が正常に行われている 2）安楽に呼吸ができる	1. ガス交換の障害	肺胞におけるガス交換（酸素あるいは炭酸ガス）が減少をきしている状態
	2. 安楽な呼吸の阻害	異物やその他の何らかの原因で，気道の空気の流通が妨げられ安楽な呼吸ができない状態
2. 適切に飲食する 1）必要な栄養がとれている 2）楽しく食べられ満足感がある	1. 栄養の不足	心身の成長・発達，および生命維持や健康の保持・増進に必要とされる栄養が不足している状態
	2. 過剰な栄養	心身の成長・発達，および生命維持や健康の保持・増進のために必要な栄養が必要量以上に摂取されている状態
	3. 食事への不満足感	食事が楽しくなく，満足感がない状態
3. あらゆる排泄経路から排泄する 1）生理的で正常な排泄である 2）排泄後の快感がある	1. 便 秘	排便回数が減少し，硬く乾いた便を排泄している状態
	2. 下 痢	軟らかい液状の無形の便を頻回に排泄している状態
	3. 便失禁	個人の排便習慣が変化し，不随意に便を排泄している状態
	4. 尿失禁	尿が不随意に排出される状態
	5. 尿 閉	膀胱に溜まった尿を排出できない状態，あるいは膀胱を完全に空にできない状態
	6. 排泄に伴う不快感	排泄の際のプライバシーや身体的安楽が保持されず，苦痛や気がねを感じている状態
4. 身体の位置を動かし，またよい姿勢を保持する 1）歩行，立つ，すわる，眠るなどの姿勢が適切である 2）よい姿勢のとり方を理解している	1. 身体可動性の障害	自力で身体の位置を動かし，よい姿勢を保持することができない状態
	2. 転倒・転落の危険性	自力で身体の位置を動かし，よい姿勢を保持することが困難なために，転倒・転落の危険性が十分に予測される状態
	3. 褥瘡の危険性	自力で身体を動かし，よい姿勢を保持することが困難なために，褥瘡が十分に予測される状態
5. 睡眠と休息をとる 1）休息や睡眠が自然にとれる 2）ストレスや緊張感からの解放感がある	1. 不十分な休養	身体的・精神的な緊張から解放されるのに必要な休養をとることができない状態
	2. 睡眠の障害	身体的・精神的な緊張から解放されるのに必要な持続的な睡眠をとることができない状態
6. 適切な衣類を選び，着脱する 1）適切な衣類を身につけている 2）きちんと身づくろいができる	1. 更衣のセルフケアの不足	適切な衣類を選び，自分で着脱することができない状態

基本的欲求が充足した状態	看護問題（基本的欲求の未充足状態）	看護問題の定義
7．衣類の調節と環境の調整により，体温を生理的範囲内に維持する 1）体温が生理的範囲内にある 2）体温調節につとめることができる	1. 低体温	体温が生理的範囲以下であり，衣類および環境調整により体温を生理的範囲に維持できない状態
	2. 高体温	体温が生理的範囲以上であり，衣類および環境調整により体温を生理的範囲に維持できない状態
8．身体を清潔に保ち，身だしなみを整え，皮膚を保護する 1）皮膚や粘膜が清潔になっている 2）清潔の基準が保たれている 3）他人に受け入れられやすい身だしなみである	1. 皮膚・粘膜の清潔の不足	身体の皮膚・粘膜の清潔を保持できず，個々の清潔の基準が下がっている状態
	2. 不適切な身だしなみ	個々が身だしなみを整えることができない，または他人に受け入れられにくい身だしなみをしている状態
	3. 皮膚・粘膜の感染の危険性	身体の皮膚・粘膜の清潔が保持できず，清潔の基準が下がっているため感染（皮膚，口腔内，肛門部，尿路など）を受けやすくなっている状態
	4. 清潔行為への不満足感	個々が生理的必要度と希望に応じた方法で身体の皮膚・粘膜の清潔を保持できず満足感が得られていない状態
9．環境のさまざまな危険因子を避け，また他者を傷害しないようにする 1）自分で自分の環境を自由に調節し，快適な環境にできる 2）周囲に危険なものがない 3）知らずに他人に害を与えない	1. 快適な環境調整の困難	自分で自由に環境を調整することができず，快適な生活環境になっていない状態
	2. 環境由来の事故の危険性	自分で自由に環境を調整することができないために，環境由来の事故が起こる危険性のある状態
	3. 環境由来の感染の危険性	自分で自由に環境を調整することができないために，環境由来の感染（呼吸器系）を起こす危険性のある状態
	4. 他人に害を与える可能性	知らずに他人を傷害したり，感染を引き起こしてしまう危険性のある状態
10．自分の感情，欲求，恐怖あるいは "気分" を表現して他者とコミュニケーションをもつ 1）自分の欲求，興味，希望などを十分に自分の身体のうえに表現できる 2）まわりの人々に理解してもらえる	1. コミュニケーションの障害	自分の感情，欲求，恐怖あるいは "気分" を言語的・非言語的に十分に表現することができない状態や相手の表現を理解する能力が低下または欠如している状態
	2. 疎外感・孤立感	自己の存在が，他者に受け入れられていない（理解されていない）という感じを抱いている状態
	3. 自己受容の不足	個人が，病気や障害をもった自分の状況・状態をありのままに受け入れることができない状態
	4. 不　安	個人が，特定できない何らかの原因や誘因に対して，漠然とした心配や気がかりなどの不快感を感じている状態

基本的欲求が充足した状態	看護問題（基本的欲求の未充足状態）	看護問題の定義
11. 自分の信仰に従って礼拝する 1）だれもが（聖人も罪人も）ひとしく医療従事者の援助を受けられ，かつ自分の信じる教義・思想に従う権利が守られる 2）自分の宗教に基づいた生活の仕方ができる	1. 教義や信仰の阻害	自分の信仰や信条・思想・教義に従うことや生活の仕方が阻害された状態
12. 達成感をもたらすような仕事をする 1）身体的あるいは精神的に仕事（生産活動）ができる 2）自分が社会に受け入れられているという満足感がある	1. 役割遂行の困難	身体的あるいは精神的な病状や障害のために生産的な活動（社会的役割遂行）ができなくて達成感や充実感がもてないでいる状態
	2. 自己の無価値感	社会的役割遂行が困難なために，自分の価値を見いだせないでいる状態
13. 遊び，あるいはさまざまな種類のレクリエーションに参加する 1）変化や気分転換，慰安，レクリエーションなどの機会がある 2）気分が引きたち，楽しく生き生きしていられる	1. 気分転換の不足	病気などにより生活の変化や気分転換，慰安，レクリエーションなどの機会がなく，できない状態
	2. 楽しみを求める欲求の不足	病気や入院などにより気分がすぐれず，楽しく生き生きとしていたいという気持ちをもてないでいる状態
14. "正常"な発達および健康を導くような学習をし，発見をし，あるいは好奇心を満足させる 1）自分が設定し得る最良の健康生活習慣に従って生活できる	1. 療養法の未習得	個人が，最良の健康生活習慣に従った生活を履行するのに必要な知識を学習していない，または不足している状態
	2. 療養法の履行の困難	個人が，説明された治療上の方針・指示に従わず，自分の判断で行動している状態

参考資料４．用語の説明

用　語	説　明
概　念	事象の本質をとらえる思考の形式であって，言葉によってあらわされている観念であり，認識のための最小単位である．つまり，概念は理論の基本的要素である．
概念枠組み	事象について説明している一連の理論的言明であり，実際にはまだ検証されていないが事象を予言したりコントロールする可能性をもつものである．
科学的思考	一定の目的・方法のもとに，ものごとの真理を系統たてて論理的に探求していこうとする考え．
看護介入	疾病（または合併症）の予防，健康の回復・維持・増進に向けて看護師とクライエントが協同して行う行為．
看護記録	看護実践の一連の過程を記録したものをいう．（日本看護協会：看護業務基準（1995 年））
看護計画	明らかになった看護問題を解決するための計画表であり，看護問題，期待される結果（目標），解決のための看護介入，評価などが包含される．
看護行為（活動）	・身体的ケア（physical care）…………体力 ・心の支え（emotional support）………意思力 ・再教育（re-education）………………知識
看護診断の定義 （現在使用されているもの）	看護診断とは，実在あるいは潜在する健康問題／生活過程に対する個人，家族，地域の反応についての臨床判断である．看護診断は看護師が責任を負っている目標を達成するための決定的な治療の基礎を提供する．
看護目標	クライエントが期待される結果に到達するのを援助するために，看護師がめざす目標であり計画である．
患　者	医療を受ける人．
患者の皮膚の内側に入る （inside the skin）	その人の立場にたってその人が何を欲し必要としているかを深くさぐる．腹の中を見通す．

用　語	説　明
基本的看護 （basic nursing）	基本的欲求から引き出される看護師の行為.
基本的欲求 （basic needs）	人間だれしもがもっている共通の欲求.
客観的データ（Oデータ） （objective data）	情報収集者によって観察・測定されたデータ.
救命，救急アセスメント	緊急事態に，生命の危機状態に関連する情報に焦点をあてて行われるアセスメント.
クライエント	専門家の技術的サービス（援助）を受ける人.
経時的アセスメント	すでに収集したデータの変化や，健康状態に関する新しい情報の出現に注意し，日々継続して行われるアセスメント.
主観的データ（Sデータ） （subjective data）	健康問題に関するクライエント（家族，重要他者）の知覚，考え，感じたこと.
情意領域	興味，態度，価値観の変化，正しい判断や適応性の発達を目標とする領域.
常在条件 （常時存在する条件）	基本的欲求に影響を与えるものとして患者が看護師に求める援助の質や量を決定するもの.
情緒・技術的レベルから創造レベル	若い学生が患者に同情したり気の毒に思うなどの反応を示すレベルと技術（技術レベル）を用いてその患者に適した創造的な看護を行うようになるという看護の発達のさまをあらわしたもの.
焦点（重点）アセスメント	実在する，あるいは起こる可能性のある問題に焦点をあてて，それに関連する情報を収集し，確認・整理すること.
初期アセスメント	クライエントの健康状態に関する情報をあらゆる側面から包括的にとらえる総合的なアセスメントであり，通常，クライエントとの最初の面接で行われる.
自　立 （independence）	患者が自分の始末を自分ででき健康についての情報を見いだし，また指示された療法まで，自分で行うことができること. 自分の健康，あるいは健康の回復，あるいは平和な死に資するよう自ら行動する.

用　語	説　明
身体診査 （フィジカルアセスメント）	健康問題を発見するために，視診，聴診，触診，打診の手段を使って全身を診察する系統的なデータ収集方法である．
生活の流れ （the stream of life）	人が健康，不健康の連続線上を行き来しながら生活するさま．
精神運動領域	手先の技術あるいは運動技術の発達を目標とする領域．
体力，意思力，知識	健康的な日常生活行動を自立して行うための要因． 　体力（strength）……強さ，健康体．特に病理的状態に左右される． 　意思力（will）……意志，意欲．特に 14 項目の基本的欲求を自分の意思で自立に向けていく力．特に基本的ニードに左右される． 　知識（knowledge）……知っていること，理解していること．特に常在条件に左右される．
データ	分析あるいは意志決定のために系統たてられた情報であり，「事実」の検証可能性，再現可能性を備えているとみなされる．
認知領域	知識の再生や理解および知的な諸能力の発達を目標とする領域．
病理的状態	基本的欲求を変えるものとして患者が看護師に求める援助の質や量を決定するもの．
マズローのニードの階層	マズローは，人間のニードと行動について，①人間の求めるニードはその人がすでに充足しているニードによって異なる，②満たされたニードはもはや行動の動機にはならない，③重要性に応じてピラミッド型の階層性がある，という仮説をたてている．その階層性が生理的ニード → 安全のニード → 社会的ニード／所属と愛のニード → 承認（尊重）のニード → 自己実現のニードである．
問題解決思考	問題に直面することにより，その問題に関連するデータを収集し，それに基づいて問題解決のための行動計画を立案し，実行し，結果を評価していく考え．

引用・参考文献

1）V. ヘンダーソン（湯槇ます，小玉香津子訳）：看護の基本となるもの 再新装版，日本看護協会出版会，2016（2019，第3刷）．

2）ヴァージニア・ヘンダーソン著，湯槇ます，小玉香津子訳：看護論—定義およびその実践，研究，教育との関連：25年後の追記を添えて，日本看護協会出版会，1994（2017，追記版新装第1刷）．

3）小玉香津子編，ヴァージニア・ヘンダーソンほか著：ヴァージニア・ヘンダーソン語る，語る．—論考集・来日の記録，日本看護協会出版会，2017．

4）V. ヘンダーソン（荒井蝶子ほか監訳）：看護の原理と実際 I，Ⅱ，Ⅲ，Ⅳ，Ⅴ，メヂカルフレンド社，1979．

5）野島良子：看護論，へるす出版，1984（1997，第10刷）．

6）高木永子：V．ヘンダーソンの看護論とそのアセスメント診断プロセス，月刊ナーシング，Vol. 13，No. 5，p. 34～47，学習研究社，1993．

7）小林富美栄，樋口康子，小玉香津子ほか：現代看護の探究者たち—人と思想 増補 第2版，日本看護協会出版会，2009．

8）小玉香津子ほか：看護学概論，文光堂，1990．

9）アン・マリナー・トメイ，マーサ・レイラ・アリグッド編著，都留伸子監訳：看護理論家とその業績 第3版，医学書院，2004．

10）Yura, H., Walsh, M. B. 著，岩井郁子ほか訳：看護過程—ナーシング・プロセス，医学書院，1986．

11）ライト州立大学看護理論検討グループ著，南裕子ほか訳：看護理論集，日本看護協会出版会，1984．

12）ロザリンダ・アルファロ・ルフィーヴァ著，本郷久美子監訳：基本から学ぶ看護過程と看護診断 第7版，医学書院，2012．

13）松木光子編：看護診断の実際—考え方とケーススタディ，南江堂，1988．

14）リンダ J. カルペニート＝モイエ著，黒江ゆり子監訳：看護診断ハンドブック 第12版，医学書院，2023．

15）Ruth, F. Craven, Constance, J. Hirnle, Fundamentals of Nursing — Human Health and Function, Wolters Kluwer Health/Lippincott Williams & Wilkins，1992．

索　　引

お わ り に

「臨床では医学的な問題や共同問題を，つい優先してしまう.」「看護の独自性が浮きぼりになるようなアセスメントができない.」という悩みは，学生のみならず臨床の看護職者にとっても，大きな課題になっているのではないでしょうか.

　日頃，看護過程の使い方をみて感じることは，看護過程の構成要素のみが1人歩きしてしまう傾向にある，ということです. 例えば，看護問題や期待される結果などの表現方法にのみ，こだわってしまう現象があげられます. 看護過程は，その看護職者の看護の思いを表現していく道具ですから，看護過程のどの段階にも，「こんな看護をしたい」という思いが，表現されてきます. したがって看護過程を使って看護を行うためには，自ずと自分自身の看護観をみつめる必要にせまられてくることになります.

　看護観というと，抽象概念，上位概念として捉え，看護過程とは直接に結びつけないで学習しているのではないでしょうか. 本書では，「こんな看護をしたい」という抽象概念である自己の看護の思いを，ヘンダーソンの考える看護をとりあげ，どうしたら看護実践の中に具体的に表現できるのかを考えてみました. その内容を事例を使って解説してあります. 本書を活用していただくことによってこれから行う看護が，より科学的で，より人間味のあるものになっていくことを願っております.

　最後に，本書の出版にあたり，広い心で対応してくださいましたヌーヴェルヒロカワ編集部の辰野芳子さんをはじめ，編集部の皆様に深く感謝申し上げます.

　2023 年 11 月

著者一同

看護過程を使った
ヘンダーソン看護論の実践
〔第5版〕

著者	秋_{あき}江_え玉_{たま}村_{むら} 葉_ば﨑_{さき}木_き中_{なか} 公_{きみ}子_こフ_{みフ}ミ_ミ陽_{よう} 子_こサ_サヨ_ヨ子_こ 子_こ子_こ子_こ		

著者　秋江玉村　葉﨑木中　公子フミ陽　子サヨ子　子子子

1995年 4 月10日　初版発行
1999年12月25日　第2版発行
2007年 3 月20日　第3版発行
2013年12月 1 日　第4版発行
2023年12月20日　第5版©　1 刷発行

発行者　廣 川 恒 男

組　版　株式会社西崎印刷

印　刷
製　本　図書印刷株式会社

発行所　**ヌーヴェルヒロカワ**

〒102-0083　東京都千代田区麹町 3 - 6 - 5
電話　03(3237)0221　FAX　03(3237)0223
ホームページ　http://www.nouvelle-h.co.jp

NOUVELLE HIROKAWA
3-6-5, Kojimachi, Chiyoda-ku, Tokyo

ISBN978-4-86174-079-4

ゴードンの機能的健康パターンに基づく
看護過程と看護診断

第6版

関西看護医療大学学長
京都大学名誉教授　　江川 隆子 編集

「看護診断過程とは何か」
「看護診断とは何か」
　を理解するための書.

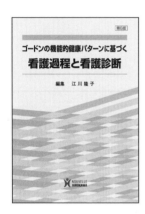

●2色刷り
●B5判，170頁
●定価（本体2,300円＋税）
2019年12月発行
ISBN 978-4-86174-073-2

★第6版では「第1章 看護職の法的根拠」を加え，
　全体の構成を大きく変更しました.

●「パート1．看護過程の基礎」では，看護過程と
　看護診断過程の構成要素について図表を多用し，
　具体的に詳しく解説しています.「パート2．事
　例展開にみる看護診断プロセスの実際」では，脳
　梗塞患者の事例を用いて，看護過程の展開を実際
　に応用できるように示しています.

●アセスメントの視点に，ゴードン博士の推薦する
　「機能的健康パターン」を使用しています.

主要目次

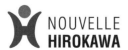
NOUVELLE HIROKAWA
ヌーヴェルヒロカワ

ホームページ　http:// www.nouvelle-h.co.jp
東京都千代田区麹町 3-6-5　〒102-0083
TEL 03-3237-0221（代）　FAX 03-3237-0223